O que aprendi sobre a **felicidade** com meu vizinho de **102 anos**

David Von Drehle

O que aprendi sobre a **felicidade** com meu vizinho de **102 anos**

Tradução: Elisa Nazarian

1ª edição
1ª reimpressão

VESTÍGIO

Copyright © 2023 David Von Drehle
Copyright desta edição © 2024 Editora Vestígio

Publicado mediante acordo com a editora original, Simon & Schuster Inc.
Todos os direitos reservados.

Título original: *The Book of Charlie: Wisdom From the Remarkable American Life of a 109-Year-Old Man*

Todos os direitos reservados pela Editora Vestígio. Nenhuma parte desta publicação poderá ser reproduzida, seja por meios mecânicos, eletrônicos, seja via cópia xerográfica, sem a autorização prévia da Editora.

DIREÇÃO EDITORIAL
Arnaud Vin

EDITORA RESPONSÁVEL
Bia Nunes de Sousa

PREPARAÇÃO DE TEXTO
Sonia Junqueira

REVISÃO
Natália Chagas Máximo
Samira Vilela

CAPA
Diogo Droschi
(sobre imagem de Shutterstock)

DIAGRAMAÇÃO
Guilherme Fagundes

Dados Internacionais de Catalogação na Publicação (CIP)
Câmara Brasileira do Livro, SP, Brasil

Drehle, David Von
   O que aprendi sobre a felicidade com meu vizinho de 102 anos / David Von Drehle ; tradução Elisa Nazarian. -- 1. ed. ; 1. reimpressão -- São Paulo : Vestígio, 2024.

   Título original: The Book of Charlie : Wisdom From the Remarkable American Life of a 109-Year-Old Man.

   ISBN 978-65-6002-020-7

   1. Envelhecimento 2. Histórias de vida 3. Homens - Biografia 4. Jornalistas - Biografia 5. Longevidade I. Título.

23-183795

CDD-920.5

Índices para catálogo sistemático:
1. Jornalistas : Biografia 920.5

Tábata Alves da Silva - Bibliotecária - CRB-8/9253

A **VESTÍGIO** É UMA EDITORA DO **GRUPO AUTÊNTICA** ©

São Paulo
Av. Paulista, 2.073 . Conjunto Nacional
Horsa I . Salas 404-406 . Bela Vista
01311-940 São Paulo . SP
Tel.: (55 11) 3034 4468

Belo Horizonte
Rua Carlos Turner, 420
Silveira . 31140-520
Belo Horizonte . MG
Tel.: (55 31) 3465 4500

www.editoravestigio.com.br
SAC: atendimentoleitor@grupoautentica.com.br

Para Robert D. Richardson Jr.
Bob
1934-2020
Professor, capitão, amigo

UM

Quando meus quatro filhos eram pequenos, eu me sentava com uma lanterna em frente ao quarto deles todas as noites, ali no chão do corredor escuro, e lia para eles livros infantis, um capítulo por vez. Lemos milhares de páginas de *Harry Potter* e fizemos centenas de *donuts* com o menino Homer Price. Passamos um tempo na rua Klickitat com as irmãs Ramona e Beezus, e nos hospedamos em Nárnia com as crianças da família Pevensie.* Devoramos os *Diários de um banana* e nos aventuramos pelas desventuras em série. Ficamos empolgados com *O emblema vermelho da coragem* e choramos com *Where the Red Fern Grows* [Onde cresce a samambaia vermelha]. E é claro que voltamos mais de uma vez para a fazenda Arable, onde milagres eram tecidos em *A teia de Charlotte*.

---

* Referência a livros infantis muito populares nos Estados Unidos. Homer Price é o personagem central de dois livros; o primeiro deles (1943) tem como título o nome do personagem, que está sempre se metendo em confusões e aventuras. Seu autor é Robert McCloskey, que também escreveu e ilustrou vários outros livros infantis. Ramona e Beezus são personagens de livros de autoria de Beverly Cleary, que começaram a ser publicados em 1950. Alguns deles foram publicados no Brasil pela Editora Salamandra. [N.T.]

Por muitos anos, desfrutei da audiência de ouvintes dedicados, mas assim que as crianças foram crescendo e tendo os próprios interesses, soube que o tempo que compartilhávamos estava chegando ao fim. Logo elas precisariam estudar para as provas, se ligariam no FaceTime e assistiriam à Netflix, que as absorveria noite adentro. O momento que eu temia chegou após virarmos a última página de mais uma aventura com *Peter and the Starcatchers* [Peter e os caçadores de estrelas]. Minha filha do meio sugeriu que suspendêssemos por tempo indeterminado nossas leituras noturnas, e os outros (mais rápido do que eu gostaria) concordaram.

A certa altura, antes de chegarmos ao fim da nossa leitura, as crianças entenderam que o pai era algum tipo de escritor e começaram a me pedir para escrever um livro para elas, um que eu pudesse ler em voz alta, no escuro, com minha lanterna. Tive muita vontade de concretizar isso, sacar um pouco de magia do meu chapéu e tecê-la em um conto estimulante e divertido, uma história sobre jovens corajosos e criativos abrindo caminho em um mundo maravilhoso e perigoso. Mas cada uma das minhas tentativas de escrever um romance infantil acabava falhando de um jeito ou de outro. Aos poucos, percebi que meus dias de leitura se esgotariam com o desejo das crianças ainda não realizado, e que meu fracasso em oferecer uma história plausível seria mais uma das diversas maneiras pelas quais eu as decepcionaria. Um pai espera ser tão extraordinário quanto sua prole, em sua inocência, imagina que ele seja, de modo que nunca se desiludam com ele. Talvez alguns pais consigam isso. Da minha parte, o amadurecimento fez com que meus filhos percebessem minhas limitações e deixassem de me pedir um livro escrito especialmente para eles.

Mas, agora, eis aqui.

Está claro que este não é o livro que desejaram. Embora haja uma grande quantidade de proezas, tragédias e divertimento nas páginas a seguir, nada disso envolve castelos, navios piratas, nem mesmo um terno romance. O personagem principal tem encantos inegáveis, mas não é nenhum herói nem super-herói. Este livro é desprovido de magos, órfãos que solucionam crimes, viagens no tempo ou compreensivas aranhas falantes. Não é o livro que meus filhos pediram, mas acredito que seja um livro do qual vão precisar. Porque é um livro sobre como sobreviver, e até mesmo prosperar, em meio às adversidades e a tantas mudanças revolucionárias. As crianças de hoje – as suas e as minhas – viverão suas vidas em um turbilhão de transformações. Algumas delas podem ser previstas. Outros desafios chegarão de forma tão abrupta quanto uma pandemia mundial. Suponho que carros que se autodirigem e robôs falantes sejam apenas o começo, lufadas de vento no lado brando da tempestade. Porque carros e robôs são instrumentos, e os instrumentos evoluem sem necessariamente mudar o mundo. Afinal de contas, minha própria geração chegou à idade adulta com rádios transistores e televisões de 19 polegadas. Agora, temos Spotify e TVs UHD de 85 polegadas. No entanto, continuamos escutando música em dispositivos portáteis e assistindo a filmes em 2D por detrás de uma tela de vidro.

Uma mudança revolucionária é outra coisa. As revoluções têm o poder de refazer sociedades e sistemas culturais, econômicos e políticos. Pense na máquina de impressão de Gutenberg. Antes do aparecimento da prensa, não havia motivo para a maioria das pessoas ser alfabetizada. A informação era transmitida lentamente e de modo pouco confiável, por via oral ou em manuscritos copiados a mão. O conhecimento acumulava-se com grande lentidão porque as pessoas só conheciam o que podiam aprender com os mais velhos em uma família ou aldeia. A máquina de impressão possibilitou, pela primeira vez, a conexão entre as pessoas de maneira barata e eficiente, através de longas distâncias e até do tempo. Os efeitos subsequentes foram extraordinários: a Reforma Protestante, o Iluminismo, as revoluções científicas e industriais, o advento da democracia e dos mercados livres, o fim da escravidão legal, a era da exploração, inclusive da exploração do espaço. Todas essas coisas tornaram-se possíveis com a impressão. Se tipos móveis – mero blocos de madeira e matrizes de chumbo – puderam fazer isso tudo, que mudanças poderiam ser forjadas por meio de uma revolução que coloca as bibliotecas e os idiomas mundiais na palma de cada mão e dá, a cada ser humano, o poder da comunicação de massa?

A natureza do trabalho também está mudando, visto que cada vez mais a produtividade mundial deriva da interação de humanos com computadores. A História ensina que, no rastro das revoluções, seguem-se vastas turbulências no ambiente de trabalho. Quando a procura por alimento foi substituída pelo cultivo, o mundo de povos e nômades passou a ser um mundo de cidades, estados, nações e impérios. As culturas foram refeitas sempre que a industrialização e as economias de mercado substituíram a agricultura de subsistência. O mundo feudal de reis e czares tornou-se um mundo mecanizado de finanças e burocracias. Para alguns, o novo mundo foi de alienação e conflitos; para outros, foi um mundo de liberdade e aspirações. As mulheres puderam ter menos filhos, por exemplo, o que resultou em mais longevidade e tempo para pensar. Os filhos que tiveram foram mais bem alimentados e enfrentaram menos trabalhos pesados. Mais longevidade veio a significar tempo para a educação, e a educação ensinou as pessoas a sonhar. Atualmente, poderíamos supor que os pais sempre esperaram que seus filhos embarcassem em futuros mais brilhantes, mas, pela maior parte da história da humanidade, eles presumiram que seus filhos fossem sofrer vidas tão brutas e curtas quanto as suas. Palácio ou choupana, o local de nascimento de uma pessoa determinava seu destino.

Acredito que a revolução digital já começou a produzir efeitos tão dramáticos e amplos, em todos os aspectos, quanto os produzidos pelas revoluções passadas. A política está sendo transformada pelo poder perturbador das redes sociais. Nossas fontes de notícias e informação – os mananciais do diálogo cívico – estão se revelando sob o poder de escolhas infinitas. Rituais de acasalamento estão sendo reformulados por casamenteiros algorítmicos e bares virtuais de solteiros. Instituições estão sendo solapadas, enquanto ameaças outrora localizadas, de terrorismo a novos vírus, tornaram-se globais.

Os pais querem dar aos filhos as ferramentas de que precisam para vencer na vida, mas nossas crianças estão se lançando em um mundo tão estranho e imprevisível que é inevitável que um pai se preocupe se os instrumentos de hoje não serão o fardo de amanhã. Deus não permita que nosso conselho as leve na direção errada.

Assistindo à crescente magnitude da revolução digital, passei a temer não saber o suficiente sobre mudança para ajudar meus filhos. Entendo de mudança no que se refere a dispositivos, mas, em comparação, presenciei pouco dela no que diz respeito a culturas e sociedades em sua totalidade. Embora, ao longo dos anos, tenha me deslumbrado com muitas maravilhas tecnológicas, minha vida não foi tão diferente da vida dos meus pais. Minha mãe e meu pai cresceram quando o rádio era uma novidade, e vivi para ver o rádio fragmentar-se em radiodifusão, satélite e transmissão sem fio. Mas meus pais e eu vivemos todos na era do rádio. O mesmo poderia ser dito de aviões, jornais, motores de combustão interna, rede de televisão, republicanos *versus* democratas, "medicina moderna" e milhares de outras categorias que trouxeram estabilidade a nossa vida, mesmo quando as novas geringonças nos surpreenderam. No entanto, durante a vida de meus filhos, as próprias categorias podem ser eliminadas, e novas categorias criadas.

Dei-me conta de que preciso recuar uma ou duas gerações para encontrar um modelo para eles – um verdadeiro surfista em um mar de mudanças. Tive que retroceder aos últimos anos do passado agrário, tempo em que as pessoas de classe média viviam sem eletricidade ou água corrente, os seres humanos não voavam e não existiam antibióticos. Precisei descobrir alguém cuja vida pregressa tinha sido reconhecida por fazendeiros da era de Napoleão ou de Leonardo da Vinci. Alguém do mundo em que coches puxados a cavalo ultrapassavam em muito o número de automóveis, em que as imagens não se moviam e os reis governavam impérios. Um cidadão nascido no começo dos anos 1900 que conseguisse viver até os 2000 teria um pé plantado na era dos animais de tração e da difteria – época em que apenas 6 por cento dos americanos terminavam o Ensino Médio – e o outro plantado na era das estações espaciais e da cirurgia robótica. Tal pessoa teria ido do filme *O nascimento de uma nação* até o documentário sobre Barack Obama; da proibição do voto feminino a mulheres governando nações e corporações; de jantares dominicais nas igrejas da vizinhança ao frenesi dos jogos de futebol de domingo, quando cada grande jogada é instantaneamente reprisada em telas do tamanho de um prédio de cinco andares. Nenhum pé humano havia tocado os polos sul ou norte, ou o pico do Everest, quando esse cidadão nasceu, mas ele viveria para ver as pegadas do homem na Lua.

As crianças do início dos anos 1900 que viveram até uma idade avançada viram sua vida e suas comunidades, seus locais de trabalho e de culto, suas famílias e seus costumes abalados, invertidos, detonados e refeitos. Entraram no mundo exatamente no momento em que (segundo Henry Adams) "o pescoço da história [foi] quebrado pela irrupção súbita de forças totalmente novas", e viveram em meio às consequências disso, em constante mudança. O que foi preciso para prosperar e encontrar felicidade enquanto se vivenciava tantas rupturas? Fosse o que fosse, são essas as ferramentas que gostaria de passar para meus filhos: ferramentas para resiliência e tranquilidade através de um deslocamento massivo e de incertezas.

Decidi escrever para eles um livro que desvendasse os segredos da vida dentro da tempestade. E, uma vez que entendi que essa era minha tarefa como pai, teria ido até os confins da Terra para encontrar tal narrativa. Mas isso se revelou desnecessário, porque em uma fulgurante manhã de agosto, da garagem de casa, vi minha história ali parada, bem do outro lado da rua.

DOIS

O ano era 2007. Minha esposa e eu havíamos desenraizado nossos filhos – de 9, 7, 6 e 4 anos – da capital dos Estados Unidos, Washington, para replantá-los nos subúrbios de Kansas City, Missouri. Como Karen explicou certa vez, ela havia se cansado das dificuldades da parentalidade urbana: congestionamentos de trânsito, filas longas, aulas de natação a 1 dólar por minuto. Eu me cansara das pessoas discutindo entre si, principal passatempo da capital do país. Estava começando um novo trabalho que me permitia atuar remotamente, e, após vários anos empolgantes na Costa Leste, este menino do Colorado estava pronto para voltar ao centro do país, onde os céus são maiores que os egos.

Na manhã em questão, nossa nova casa ainda estava cheia de caixas de mudança esvaziadas pela metade. Uma onda do calor de agosto havia se instalado no Meio-Oeste, e embora ainda fossem oito horas da manhã, um paredão escaldante opressivo me atingiu quando saí para pegar o jornal de domingo, como se eu tivesse aberto uma lava-louças cedo demais. A meio caminho da minha garagem, ergui os olhos e, através da claridade de um sol já furioso, vi algo que me fez parar de imediato. Meu novo vizinho estava lavando um carro em sua garagem circular do outro lado da rua. Pelo que eu me lembro (esse detalhe é motivo para alguma discordância na vizinhança), o carro era um reluzente Chrysler PT Cruiser cor de Fanta Uva. Gosto de acreditar que minha memória é mais precisa do que a lembrança daqueles que dizem que era um carro menos diferenciado, e minha imaginação é desenxabida demais para criar um automóvel da cor de um refrigerante cintilando na fachada da casa do vizinho. Mas se de fato inventei esse carrinho berinjela, só pode ter sido em homenagem à dona do carro, uma mulher de tal carisma que veículos comuns não a mereceriam. (Nós a conheceremos em seu devido tempo, e ela vale a espera.)

O inegável é o seguinte: meu vizinho estava debaixo do sol de agosto, em uma manhã de domingo, lavando o carro da namorada. Não pude deixar de notar que o veículo em questão estava estacionado no mesmo lugar em que ela o deixara na noite anterior. Deduzi que o encontro que ele tivera no sábado à noite, com a motorista glamorosa do carro possivelmente roxo, evoluíra para o tipo de pernoite que faz um homem ter vontade de ser muito simpático na manhã seguinte.

Meu vizinho estava com o peito nu, vestindo apenas um velho calção de banho. Com uma mangueira de jardim em uma das mãos e uma esponja ensaboada na outra, flexionava seu peito musculoso a cada esguichada e chacoalhada, enquanto seu cabelo ondulado caía jovialmente sobre um dos olhos. Esse era Charlie White.

Idade: 102 anos.

Eu havia sido apresentado ao médico bonitão alguns dias antes por seu genro, Doug, que morava na casa vizinha à nossa. A esposa de Doug era a filha mais nova de

Charlie, e o casal havia se mudado para a rua para ficar de olho nele. Sinceramente, eu não via necessidade. Charlie era saudável, robusto e perspicaz. Quando nos conhecemos, ele me cumprimentou com o que costumava ser conhecido como um aperto de mão másculo, não de esmagar os ossos, mas o tipo de pressão calorosa, firme e sincera. Seus olhos eram claros, azuis-safira. Tinha boa audição, e a conversa passava com facilidade de um tópico a outro, do passado para o presente, para o futuro e de volta. O cabelo esvoaçante e branco e o bigode jovial conferiam-lhe um ar elegante, um pouco teatral – lembrou-me vagamente Doc, do seriado dos anos 1950 *Gunsmoke* –, fator ampliado pela bengala que segurava casualmente ao lado do corpo. Melhor ainda: numa observação mais atenta, a bengala revelou-se um taco de golfe segurado de cabeça para baixo. Usar um taco de golfe como bengala é de uma elegância que só é possível se ocorrer de maneira natural. Um leve problema de equilíbrio o mantinha fora do campo de golfe – Charlie contou-me com tristeza naquele primeiro dia, mas (nesse momento, agitou o taco invertido) esperava logo voltar ao batente.

Em resumo, Charlie era um espécime extraordinário. Ainda assim, ao conhecer um homem de 102 anos, ninguém espera estar dando início a uma longa e rica amizade. Tabelas estatísticas não têm espaço para sentimentos ou desejos, e o que elas dizem é o seguinte: segundo a Administração da Previdência Social, em um grupo aleatório de 100 mil homens, apenas cerca de 350 – menos de 1 por cento – chegam a 102 anos. Entre esses destemidos sobreviventes, o indivíduo médio tem menos de dois anos restantes. Após 104 anos, a vida se esvai rapidamente, como os últimos grãos de areia em uma ampulheta.

No entanto, naquela abafada manhã de domingo, quando Charlie ergueu os olhos do carro e acenou para mim com a mão que segurava a esponja, havia algo nele que me levou a pensar que suas probabilidades não seriam encontradas em gráficos e planilhas. A vida parecia ser mais leve para ele do que para outros homens. Embora, como veremos, Charlie tivesse tido mais que o suficiente em matéria de tristeza e trabalho duro, não se ressentia das afrontas da vida nem reclamava das humilhações por que passara. Também não deixava de usufruir as gentilezas fugazes e os lampejos de beleza em sua vivência, entre os quais, agora, a rara chance de lavar ele próprio o carro da namorada, pouco depois do seu 102º aniversário, sob a ampla cobertura de uma velha árvore que morria mais rápido do que ele, ao mesmo tempo que tudo – o carro, a árvore, a esponja ensaboada, o vizinho surpreso arrastando-se até seu jornal, a namorada adormecida e o próprio Charlie – girava rapidamente pelo espaço, a bordo do planeta milagroso chamado Terra.

Mais tarde, eu ouviria uma história sobre Charlie que representaria sua peculiar característica de gratidão à alegria de viver, aquilo que os franceses chamam de *joie de vivre*. Trata-se de um momento passageiro, nada elaborado ou tortuoso, mas que aponta, de certo modo, para a lição mais libertária e empoderadora da vida. Maybelle Carter, matriarca da música *country* norte-americana, dedilhava sua guitarra Gibson e cantava abertamente sobre se manter no lado ensolarado da vida. Juliana de Norwich, mística e visionária do século XIV, sobreviveu à peste bubônica para escrever, com segurança, que "tudo vai dar certo, e todos os tipos de coisas ficarão bem". A lição tão simples, mas tão difícil, é que a vida pode ser saboreada ainda que permeada por dificuldades, decepções, perdas e até brutalidade. A escolha de ver sua beleza está disponível para nós a todo momento.

A história envolve Charlie e seu querido jogo de golfe. Muito tempo depois do falecimento de seus companheiros do Blue Hills Country Club, Charlie continuou jogando ao lado de homens muito mais jovens, que mal haviam passado dos 80 anos. Um dia, ele se viu parado no *green* [área de grama mais curta, onde ficam os buracos], enquanto seu colega descia até um *bunker* de areia para fazer uma jogada com uma bola errante. Algum tempo depois de o homem ter sumido de vista no fundo do *bunker*, Charlie viu um borrifo de areia subir juntamente com a bola, e seu colega caiu e rolou até parar na área de treinamento. Depois... nada. Após algum tempo, Charlie foi até a beirada do *green*, deu uma olhada e viu o homem lutando, sem sucesso, para sair do buraco de areia. Charlie duvidou de sua capacidade de puxá-lo para fora. O que fazer? Não reagiu com preocupação ou alarde. Não pensou: *O que estamos fazendo aqui? Estamos velhos demais para isso.* Ele caiu na gargalhada, e continuou rindo até seu amigo morrer de rir também. Os dois ainda estavam rindo quando o grupo atrás deles chegou para resgatar o octogenário encalhado.

Charlie fez do viver uma arte. Entendeu, assim como os grandes artistas, que toda vida é uma mescla de comédia e tragédia, alegria e tristeza, ousadia e medo. Escolhemos o teor de nossas vidas nessas notas conflitantes. Mesmo quando sua força estava esmorecendo, quando o campo de golfe tinha se tornado um campo de obstáculos, quando a debilidade do avanço do tempo já não podia ser negada, Charlie escolheu transformar seu taco de golfe em uma bengala e portá-lo com desenvoltura.

Nossa chegada em frente à casa de Charlie White acabou sendo o começo de uma amizade de sete anos. Ele desafiou as estatísticas tornando-se um dos últimos homens existentes, um de apenas cinco sujeitos dos originais 100 mil que se esperava que chegassem aos 109 anos. (Estatisticamente falando, apenas dois chegam a 110, e o último chega ao fim por volta dos 111.) Charlie estava entre os últimos norte-americanos vivos desde a época que William Howard Taft fora presidente, entre os últimos oficiais sobreviventes da Segunda Guerra Mundial, entre os últimos médicos que sabiam o que era exercer a profissão antes da penicilina, entre os últimos americanos que sabiam o que era dirigir um automóvel antes da existência das vias expressas, entre as últimas pessoas que se sentiram surpresas quando as imagens se moveram em uma tela e o som saiu de uma caixa.

Quando Charlie faleceu, tinha vivido quase metade da história dos Estados Unidos. Nascido anos antes de Walter P. Chrysler construir seu primeiro carro, ele continuava por aqui mais de sete décadas após a morte do executivo, tempo bastante para ver o altaneiro Edifício Chrysler passar de um símbolo do glorioso futuro de Nova York para um totem de seu passado; tempo bastante para esfregar (segundo minha lembrança) um conversível roxo brilhante com o distintivo obsoleto da Chrysler, equipado com acionamento remoto e conector de iPod.

Charlie era um homem da Ciência. Sendo médico, sabia como o corpo humano funciona e como deixa de funcionar. Foi o primeiro a dizer que sua extraordinária longevidade era um acaso de genética e sorte. Ainda assim, refletindo sobre esse amigo notável, vim a perceber que ele era mais do que uma lição viva de História e mais do que apenas um vencedor de uma loteria genética. Era um estudo de caso sobre como prosperar – não apenas sobreviver, mas viver bem – ao longo de qualquer período de tempo, curto ou longo. Com frequência, as pessoas lhe perguntavam o segredo de sua longevidade, e Charlie sempre era muito honesto: não existe segredo, apenas sorte. Mas se não conhecia segredos para uma vida longa, ele sabia muito sobre uma vida feliz. Em meio a tragédias e perdas, pobreza e contratempos, passos em falso e chances perdidas, manteve uma estabilidade, uma regularidade e uma autoconfiança que hoje em dia poderiam ser chamadas de resiliência. Tinha um dom para se apropriar da alegria, agarrando oportunidades e se prendendo a coisas que importam. E tinha uma aptidão incomum para uma tarefa ainda mais difícil: abrir mão de todo o resto.

Certa vez, sua filha Madelyn contou a minha esposa uma história que capta algo essencial à personalidade de Charlie. Ela se vira enredada em uma espécie de intriga de vizinhança, na qual uma pessoa diz algo para outra, que faz alguma coisa para uma terceira pessoa – e dá para *acreditar* que alguém pudesse fazer algo assim? Inevitavelmente, Madelyn foi destinatária de um telefonema enfurecido. Escutando da mesa da cozinha, Charlie esperou até ela conseguir se desenrascar. Depois de uma pausa, aconselhou sua caçula a deixar para lá. "Você vai se matar de tanto nervosismo", ele disse. "Não tenho tempo para esse tipo de gente."

A sabedoria de séculos estava contida naquele conselho lacônico. Embora Charlie não fosse um estudioso de Filosofia, reconheci em suas palavras a essência do estoicismo, uma das escolas de pensamento mais duradouras e úteis já concebidas. É uma filosofia igualmente irrefutável tanto para um escravizado espezinhado, como Epiteto, o romano do século I que sorria enquanto seu sádico patrão torcia sua perna até ela se romper, quanto para o imperador romano do século II, Marco Aurélio. Os estoicos ensinavam que uma vida bem vivida requer uma compreensão profunda daquilo que controlamos e – mais difícil – de tudo que está além de nosso controle. Não determinamos nada além de nossas próprias ações e reações. De nossas escolhas deliberadas. Epiteto ensinou que uma verdadeira educação consiste em aprender a "distinguir que existem algumas coisas que estão em nosso poder, mas outras não; em nosso poder estão a vontade e todos os atos que dependem da vontade. As coisas que *não* estão em nosso poder são o corpo, as partes do corpo, possessões, pais, irmãos, filhos, pátria e tudo aquilo com que convivemos em sociedade".

Para o escravizado, esse discernimento serviu para a determinação de Epiteto em viver com propósito e dignidade, ainda que um patrão controlasse seu corpo e suas ações. Ele podia ser comprado e vendido, podia trabalhar como um animal, mas não podia ser levado a pensar, agir ou *ser* como um animal. "São as circunstâncias que mostram o que os homens são", ensinou a seus alunos após ganhar a liberdade. "Sendo assim, quando uma dificuldade cair sobre você, lembre-se de que Deus, como um treinador de lutadores, equiparou-o a um rapaz forte [...] e que você pode se tornar um conquistador olímpico, mas isso não é conseguido sem suor."

Pelo mesmo motivo, o estoicismo serviu para Viktor Frankl, um neurologista austríaco que sobreviveu como prisioneiro dos campos de concentração nazistas em

Dachau. Observando prisioneiros exemplares que mantinham sua dignidade e benevolência mesmo naquelas circunstâncias infernais, Frankl concluiu que "tudo pode ser tirado de um homem, menos uma coisa – última das liberdades humanas: escolher a própria atitude quaisquer que sejam as circunstâncias, escolher a própria maneira" de receber o que quer que a vida apresente. Essa mesma filosofia funcionou para gerações de alcoólicos à procura de se libertar de um vício escravizante. "Deus, conceda-me a serenidade para aceitar as coisas que não posso mudar", diz a prece deles, "coragem para mudar as coisas que posso; e sabedoria para discernir umas das outras."

O que Marco Aurélio entendeu é que todos nós somos escravizados em alguns aspectos, até o imperador de Roma. Somos submissos ao tempo e ao acaso, estamos atrelados ao destino. "Ame a mão que o destino lhe oferece e jogue-a como se fosse sua", ele escreveu em suas *Meditações*. Em outra pérola, observou que "nunca deixa de me surpreender: todos nós nos amamos mais do que a outras pessoas, mas nos preocupamos mais com a opinião delas do que com as nossas".

Ralph Waldo Emerson teve a mesma sagacidade: "Um homem deve se comportar na presença de toda oposição como se tudo fosse honorário e efêmero, menos ele". Rudyard Kipling exaltava aqueles que "podem encontrar o Triunfo e a Desgraça / e tratar esses dois impostores da mesma maneira".

"Abra mão", aconselhou Charlie sobre as coisas além do controle de alguém. Mas o autocontrole estoico é também o alicerce sobre o qual são construídas as qualidades que agora chamamos de coragem e resiliência. O estoicismo é o combustível humano que nos oferece a maior milhagem. O famoso poema de Kipling prossegue para elogiar a autossuficiência que nos permite

> *[...] forçar seu coração, nervos, músculos, tudo,*
> *a dar seja o que for que neles ainda exista*
> *e a persistir, quando nada mais lhe resta,*
> *exceto a vontade que lhes diz: "Persistam!"*

Abra mão e persista! À maneira de inúmeras grandes filosofias, esses opostos aparentes provam ser dois lados da mesma moeda. Para persistir com segurança nos propósitos bem definidos da sua própria vontade, você precisa abrir mão da ideia pretensiosa de que pode controlar pessoas, acontecimentos ou as variantes do destino. Não se pode mudar o que houve, nem controlar por inteiro aquilo que será, mas você pode escolher quem você é, o que defende e o que tentará realizar.

Há cerca de sessenta anos venho aprendendo, desaprendendo e reaprendendo esta lição, mas acho que Charlie percebeu sua essência em um único dia, e nunca a esqueceu. Ele aprendia rápido, e era um prodígio porque absorveu esse ensinamento, essa determinante indefinível para a satisfação na vida quando não passava de um menino de 8 anos. Incrível!

Mas, também, teve um professor impiedoso e duramente eficaz.

TRÊS

Charlie foi o terceiro Charlie Herbert White em sua árvore genealógica, mas o nome não tinha grande significado para ele. "Imagino que minha mãe apenas entrou nessa, embarcou na tradição familiar de nomear os filhos com o nome dos pais", contou. Mas sentia-se muito orgulhoso de suas ligações com a história norte-americana. Pela linhagem materna, rastreou suas raízes até o Capitão Thomas Graves, um colonizador de Jamestown, membro do primeiro órgão legislativo na colônia de Virgínia. Pela linhagem paterna, descendia da aristocrática família Carter, de Virgínia, que também se instalou em Jamestown. Um século antes da Declaração da Independência, Robert Carter acumulava tantas propriedades em terras e escravizados, detinha tal poder político, que outros moradores do estado apelidaram-no "Rei".

Seus descendentes incluíram dois presidentes dos Estados Unidos e o general confederado Robert E. Lee, sem mencionar Charlie White, que sentia uma vibração do destino quanto à convergência de linhagens dentro de si. "É estranho e incomum que essas duas famílias, após cerca de vinte gerações, finalmente tenham se unido. Trata-se de uma chance em um bilhão", ele refletia. "Pode-se dizer que essas duas famílias são os pioneiros originais da América. Tenho sorte por ser herdeiro dessa circunstância."

Nascido em 16 de agosto de 1905, Charlie entrou em um mundo no qual a Guerra Civil era tangível. Veteranos do sangrento conflito faziam parte do cotidiano, e suas batalhas eram mais próximas de Charlie do que é o Vietnã para uma criança nascida hoje. Embora sua primeira casa tenha sido em Galesburg, Illinois – a terra de Lincoln –, sua linhagem de Virgínia o aproximava mais dos rebeldes confederados. O jovem Charlie idolatrava seu avô paterno, o primeiro Charles H. White, que havia sido um batedor na cavalaria confederada e conservava seu gosto equestre aos 80 anos. Charlie adorava as visitas à fazenda do avô no condado de Salina, Missouri, onde a avó lhe contava histórias de quando escondera a prata da família em latas de leite para que os ianques não pudessem encontrá-la, ao passo que o avô lhe transmitia seu amor pelos cavalos. Quase um século depois, Charlie ainda gostava de contar sobre uma corrida de fiacres no final da vida do velho, quando o eixo do veículo quebrou e o cavaleiro idoso subiu no lombo do cavalo trotador para terminar a disputa.

O menino herdou aquele espírito. Era um moleque corajoso. Sua primeira lembrança vívida, de quando tinha 3 ou 4 anos, era do bonde que passava em frente à casa da família, no final da linha. Charlie e um vizinho adoravam subir no limpa-trilhos do veículo enquanto ele se virava lentamente para mais uma viagem. Às vezes, tentavam pular para dentro para dar um passeio. O condutor exigiu que a mãe de Charlie desse um fim na brincadeira perigosa, mas Laura White estava ocupada demais com as exigências de sua jovem família para vigiar cada bonde que passava. Então, amarrou uma corda de 4 metros no tornozelo do filho e a outra extremidade a uma árvore. "Não vou vigiar você", ele se lembrou de a mãe lhe dizer com naturalidade. "Só vou amarrá-lo aqui, como faço com o gado."

Galesburg era uma cidade com cerca de 20 mil habitantes nas Grandes Planícies da América, uma fértil vastidão de grãos e gramíneas, polvilhada de casas de fazenda e chiqueiros, tracejada por estradas de terras e sulcos feitos por carroças, mais sossegada de dia e mais escura à noite do que a maioria de nós, agora, consegue imaginar. Imagino que seria chamada de Small Town America, embora, naquela época, a distinção entre lugares pequenos e grandes fosse menos definida. O censo norte-americano de 1900 encontrou, em todo o país, apenas seis cidades com mais de 500 mil moradores. Uma população de 200 mil colocaria uma cidade entre as vinte mais importantes, nacionalmente; uma população de 100 mil a classificaria entre as quarenta principais. Galesburg parecia estar subindo nos gráficos, uma colmeia de comércio e ambição. Não havia nada de sonolento no Meio-Oeste. Os estados da região central expandiam-se com a atividade de alimentar os Estados Unidos e o mundo. Omaha, em Nebraska, e St. Joseph, no Missouri, eram mais populosas do que Los Angeles, Atlanta ou Seattle. Assim como Galesburg, que tinha crescido quase 400 por cento nas quatro décadas anteriores, Omaha e St. Joe eram intercessões na rede ferroviária de crescimento acelerado que transportava viajantes e cargas de um país em ascensão. Os pátios ferroviários de Galesburg funcionavam em três turnos para acomodar os trens da linha Chicago, Burlington & Quincy enquanto eles se ligavam aos de Atchison, Topeka & Santa Fé, liberando vagões e enchendo outros em um dos depósitos de carga mais modernos do mundo.

O pai de Charlie era ministro na Igreja Cristã (Discípulos de Cristo), uma denominação ecumênica surgida no Kentucky, Tennessee, e no oeste da Pensilvânia no início do século XIX, durante o renascimento nacional conhecido como o Segundo Grande Despertar. Os discípulos afirmavam que Deus estava chamando Seus filhos à união e procuravam derrubar barreiras de doutrina que dividissem protestantes em grupos conflitantes.

Criado na fazenda da família, no Missouri, Charles H. White Jr. era um rapaz robusto, de cabelos ondulados, com um bico de viúva acima de um longo nariz. Seus pais mandaram-no para a Universidade de Kentucky, onde o jovem estudante conheceu uma fazendeira de uma cidade próxima, Pinckard. Apaixonou-se por Laura Graves, e depois que o recém-ordenado Reverendo White instalou sua primeira igreja, em 1893, casou-se com sua namorada, então com 20 anos.

Mais de um século depois, seu filho se lembraria de que o jovem pastor era descontraído e popular, com um ágil senso de humor. Sua pregação voltava-se para a clareza e a objetividade, em vez de lances de poesia, e ele tocava em temas que, anos depois, ecoariam na filosofia de Charlie. "Temos que nos esquecer dos fracassos passados", aconselhou em um dos seus sermões; "por muitas vezes esquecemos os fatos de hoje, lamentando os erros do passado… Alguns homens lamentam os últimos raios do sol poente, enquanto outros olham para o leste em busca da primeira luz do amanhecer."

Contudo, não era o púlpito o local onde se revelava mais forte. Logo descobriu que seu talento era lidar com o lado comercial, geralmente negligenciado na vida da igreja. "Sem dúvida, ele era adepto de uma cristandade prática", como colocou Charlie. O jovem pastor movia-se com frequência de uma congregação afundada em dívidas para outra, parando em cada uma apenas o tempo suficiente para equilibrar os livros e restabelecer a confiabilidade da igreja. Após cumprir sua primeira missão, em Lebanon, Missouri, o Reverendo White foi chamado a uma igreja em Joplin, na direção oeste ao longo do caminho que se tornaria a famosa Rota 66. Quando a congregação de Joplin voltou a crescer e suas finanças foram colocadas em ordem, o Reverendo White rumou para Clarinda, Iowa, na ondulada área rural do vale do Rio Missouri.

A congregação de Discípulos de Clarinda encontrava-se em dificuldade financeira, mas a culpa pode não ter sido inteiramente dela. A década de 1890 foi de expansão e quebra na economia norte-americana, e sempre que Wall Street voltava a cair no buraco, era como se os fazendeiros do Meio-Oeste pagassem a conta. O preço de suas colheitas despencava, suas hipotecas eram executadas, as igrejas quebravam. Eram muitos os que sentiam que a economia era manipulada a favor dos magnatas e financiadores de ferrovias. Jornais narravam histórias de Newport, Rhode Island, de palácios com entradas de mármore para carros, enquanto na coluna ao lado mostravam vislumbres de crianças famintas em barracos precários ou cortiços. Alguns dentre a congregação em dificuldade do Reverendo White devem ter sido levados pela onda de populismo que se instalou, um populismo que com frequência era contra imigrantes, tinha mente fechada e se ressentia de influências externas.

Mas o pastor preferiu nadar em uma fonte intelectual diferente. Em Clarinda, aceitou um papel de destaque no Chautauqua local, uma celebração anual popular de artes e ideias que se espalhou pela região central na virada do século. Para pessoas que não tinham rádio, televisão ou vitrola, que viviam a horas de distância da biblioteca ou do teatro mais próximos, o verão Chautauqua foi uma semana inteira de celebração da humanidade e da beleza destiladas em dias longos e lânguidos. Cidades grandes e pequenas juntavam-se ao circuito para apresentar as mostras Chautauqua para pessoas que faziam piqueniques sob o céu da pradaria.

Como membro do comitê de Chautauqua de Clarinda, o Reverendo White ajudou a selecionar os palestrantes, as trupes de teatro, os músicos e as figuras públicas entre as centenas de artistas que trabalhavam naquela rota. O renomado político William Jennings Bryan percorreu inúmeros quilômetros viajando de um acampamento a outro, divulgando sua plataforma de reforma fiscal e espiritual. O fundador da Universidade Temple, Russell Conwell, proferiu seu discurso motivacional "Acres de Diamantes" mais de 6 mil vezes em um período de cerca de quarenta anos. O grupo musical Fisk Jubilee Singers apresentou a centenas de plateias brancas os *spirituals* afro-americanos, enquanto a reformista Maud Ballington Booth levou o auditório às lágrimas com suas descrições da vida nos presídios norte-americanos. Certo ano, o Chautauqua de Clarinda incluiu uma preleção do famoso educador Booker T. Washington, fundador do Tuskegee Institute e autor de

Memórias de um negro americano.[*] Centenas de moradores de Iowa aglomeraram-se ao redor de uma pequena plataforma para escutar, extasiados, a fala de Washington sob a sombra de árvores imponentes.

Na primavera de 1899, tendo resgatado a igreja de Clarinda da beira do abismo, White mudou-se com a família para Galesburg, onde "esse homem de personalidade muito agradável" – como foi apresentado pelo jornal local – mergulhou em mais um salvamento. Em novembro, o pastor já tinha levantado 3.750 dólares para liquidar dívidas e atraído setenta novos membros para sua igreja. Sua família também crescia: Charlie já tinha três irmãs mais velhas e, por fim, uma mais nova.

Assim o século XX se iniciou em um mundo que ainda veria um ser humano voar; em um país onde mais de 75 milhões de pessoas possuíam um total de apenas 8 mil automóveis; onde apenas 10 por cento dos médicos tinham formação universitária, e a diarreia era a principal causa de morte. No entanto, uma sensação de possibilidade ilimitada espalhava-se das grandes cidades do mundo para lugares como Galesburg, Clarinda e Joplin. Alguns dos frequentadores da igreja de White, sem dúvida, haviam tomado o trem, alguns anos antes, para a Feira Mundial de Chicago,[**] onde Eadweard Muybridge projetou as

---

[*] Título original: *Up from Slavery*. A edição brasileira tem tradução de Graciliano Ramos e foi originalmente publicada como *Memórias de um negro* pela Editora Nacional (1940). Depois, a obra foi reeditada pela Editora Nova Fronteira sob o título *Memórias de um negro americano*. [N.T.]

[**] Exposição comemorativa dos quatrocentos anos da chegada de Cristóvão Colombo à América. [N.T.]

primeiras imagens em movimento já vistas por um público pagante, e George Ferris ofereceu passeios emocionantes na imensa roda de ferro que levava seu nome. Alguns também devem ter lido relatos da grande exposição de 1900, em Paris, em que observadores boquiabertos percorreram o Saguão de Máquinas Elétricas. Geradores gigantescos potencializavam a energia de raios sem emitir sons. No léxico de 1900, essas máquinas eram chamadas de "dínamos", nome diretamente ligado à excitação que provocava em observadores que tentavam imaginar suas implicações. Tal energia poderia conquistar a noite, regular a temperatura, vencer o trabalho penoso e, um dia (embora esse dia estivesse longe demais para a maioria testemunhar), ativar computadores. Foi ali, na presença de um dínamo em Paris, que Henry Adams declarou, num misto de admiração e preocupação, que o pescoço da história tinha sido quebrado.

Nesse início de século, Charlie White entrou no mundo para ser mimado pelas irmãs e, ainda que por um tempinho, ser amarrado a uma árvore no quintal por sua mãe. Mas esse tratamento de Laura Graves White foi totalmente atípico. Em todas as lembranças de infância de Charlie, ele era o feliz beneficiário do descuido benigno da mãe. Era livre para perambular, explorar, construir fogueiras e fortes, brincar de caubói e de indígena.

Justo quando se preparava para ir à escola pela primeira vez, o mundo de Charlie expandiu-se quando seu pai aceitou um convite para comandar uma igreja em dificuldades em um bairro de classe operária em Kansas City. O custo de criar cinco filhos tinha se tornado um desafio para seu salário de pastor, e a vida numa cidade maior permitiu-lhe suplementar seus ganhos trabalhando como corretor de seguro de vida. A vida itinerante do salvador de igrejas tinha se tornado um arranjo insuficiente para um homem de família.

Para um menino de 4 ou 5 anos, Kansas City era uma metrópole habitada por cerca de 250 mil pessoas, com quase a mesma quantidade de vacas, porcos, carneiros e cavalos nos currais e estábulos de West Bottoms. No trem, conforme os White se aproximaram da cidade, uma brisa dominante talvez tenha soprado o cheiro pungente da prosperidade para dentro do vagão, pois em todo o mundo apenas Chicago se vangloriava de ter mais espaços de confinamento de animais. Os visitantes sentiam o cheiro do lugar antes de vê-lo. Nomes como Armour, Swift e Cudahy estavam estampados nos frigoríficos que apareceram diante das janelas quando o trem de Charlie parou no Union Depot, uma confusão arquitetônica danificada por enchentes.

Depois de pegar a bagagem, a família White entrou na rua movimentada. Os ouvidos do menino encheram-se com os berros e zurros dos animais e com a música das tavernas e bordéis próximos. O movimento, o barulho, o fedor de sangue e estrume: Kansas City sobrecarregava os sentidos. Outra criança poderia ter ficado intimidada, mas não Charlie. Enquanto a família andava no bonde vertical que ligava a estação de trem ao distrito comercial, elevando-se sobre os currais a partir de uma falésia incrível, Charlie deu seu primeiro olhar interessado na cidade que viria a chamar de lar por mais de um século.

Embora os White não fossem de forma alguma abastados, a dedicação e a prudência do Reverendo White compensaram. Em 1912, ele conseguiu comprar uma bela casa de três andares no limite de um dos bairros mais prósperos da cidade. Uma fileira de casas parecidas, erguidas em pequenos lotes caprichosos, perfilava-se como soldados ao longo da rua Campbell, cada uma delas com sua característica varanda profunda de uma Kansas City pré-guerra. Esse enclave de pessoas promissoras ficava a apenas dois quarteirões a oeste da imponente mansão que abrigava William J. Smith, o magnata do bonde. Um amontoado de trinta cômodos, composto de arenitos do Grand Canyon e projetado no sólido estilo românico, era a maior construção em uma sequência de casas ao longo da avenida Troost, conhecida como Millionaire's Row [Fileira dos Milionários].

As mansões eram imponentes, mas Charlie preferia aventurar-se na direção oposta quando não havia aula na Hyde Park Elementary. O novo menino da cidade descobriu uma colina próxima, da qual gostava de observar o projeto da construção mais importante da cidade tomando forma: uma nova estação de trem para substituir a que ficava junto aos currais.

Gostava de ficar horas sentado, observando o empreendimento colossal. Abrangendo 79 mil metros quadrados de área útil, na época a Union Station seria o terceiro maior terminal de trens do país. No entanto, com toda a sua ambição, o gigante das Belas Artes foi construído com tecnologias que pouco progrediram desde a época de Michelangelo. Homens puxavam cavalos e mulas que arrastavam pesadas manilhas, enquanto outros usavam picaretas e pás para cavar o enorme buraco para a fundação. Com a força muscular humana e animal, eram movidas montanhas de terra, erguidas toneladas de pedras e despejados acres de concreto. No calor e no frio, por mais de três anos, o menino voltou à colina repetidas vezes, enquanto o potente edifício era erguido. Os tetos do Grande Saguão elevavam-se a 30 metros dos pisos de mosaico marchetado. Lustres, cada um deles pesando quase duas toneladas, pendiam em pleno espaço. Por volta do nono aniversário de Charlie, o trabalho foi finalmente terminado. A nova estação se abriu para os trens no final de 1914, e logo se tornou um dos centros ferroviários mais movimentados da América do Norte.

Mas o menino na colina não era apenas um observador. A escola era uma facilidade para Charlie; portanto, restava-lhe muito tempo para brincar. Um novo jogo, chamado basquete, ganhara popularidade em Kansas City. Na verdade, o inventor do basquete, James Naismith, estava treinando um time iniciante na vizinha Universidade do Kansas. Charlie e seus amigos pregaram uma cesta de frutas no alto de uma parede para servir de cesto e juntaram-se à febre. Além disso, desfrutaram de um tipo de hóquei de rua, a que chamaram de *shinny*, jogado com paus e uma lata.

Brincar com fósforos também era uma de suas atividades. Um dia, Charlie e seus colegas acenderam uma fogueira no quintal, e Charlie decidiu pulá-la de um lado a outro, tendo ouvido que indígenas corajosos faziam isso como parte de suas danças de guerra. Vestiu calça com franjas para encarnar o papel, e enquanto pulava sobre as chamas, a franja pegou fogo. Por sorte, sua mãe estava por perto e ouviu seus gritos assustados. Laura White veio correndo com um cobertor e abafou a calça que queimava. Dessa quase tragédia, Charlie aprendeu uma lição que aplicaria alguns anos depois, quando, no

Quatro de Julho, um rojão incendiou o vestido de sua pequena sobrinha. Agarrou um tapete da varanda e enrolou-a nele, salvando-a, assim, de ficar desfigurada ou da morte.

Se algum aspecto da vida de Charlie durante esses primeiros oito anos foi menos do que idílico, ele nunca o mencionou para mim ou para qualquer pessoa que eu soubesse. Em sua lembrança, sua primeira infância foi divertida, mas sempre que recordava a meninice, sua memória inevitavelmente chegava ao dia em que muita coisa mudou em questão de segundos. O dia em que foi apresentado ao descaso do destino.

O ano era 1914. A Union Station estava quase terminada. A Europa e a Ásia ainda pertenciam a príncipes e paxás, cujas colônias se espalhavam pelo planeta. O dia 11 de maio, data em que a irmãzinha de Charlie completava 5 anos, amanheceu como um dia comum de primavera. Era uma segunda-feira; o Reverendo White tirou suas vestes pastorais e vestiu o traje de corretor de seguros. Após o café da manhã, White saiu de sua casa na rua Campbell e foi para o centro da cidade. Provavelmente pegou um bonde, embora pudesse ter chamado um táxi puxado a cavalo.

O pai de Charlie tinha idade suficiente para se lembrar do tempo em que a coisa mais alta na maioria das cidades era uma torre de igreja ou um silo de cereais. Mas agora ele ocupava um escritório no nono andar de um arranha-céu de doze andares no centro comercial de Kansas City. O edifício maravilhoso era fruto de duas tecnologias convergentes: pontes de aço e elevador elétrico de passageiros. O esqueleto de um hotel ou de uma torre de escritórios com vigas de aço era, em certo sentido, uma ponte de cavaletes virada de cabeça para baixo. Como as pontes de ferrovias tinham demonstrado, essas estruturas relativamente leves podiam suportar cargas muito pesadas; agora, portanto, o céu era o limite. Prédios pipocaram em diversas cidades do país. Segundo uma estimativa, entre 1900 e 1910, a cada duas semanas três novos edifícios de dez ou mais andares eram finalizados na cidade de Nova York. Sem dúvida, a família White havia lido sobre a recente inauguração do novo detentor do recorde de torre mais alta do mundo: o Edifício Woolworth, em Nova York, elevava-se quase 250 metros acima da parte inferior da Broadway.

O Edifício Gloyd, de Kansas City, que abrigava o escritório de White, não era uma ameaça ao recorde, mas ainda assim elevava-se 50 metros acima da rua Walnut. Finalizado em 1909, ficava à sombra do vizinho National Bank of Commerce Building, parte de um perfil florescente anunciando que aquela cidade de gado era agora uma cidade em expansão. Tal como de sua escala, o Edifício Gloyd vangloriava-se de sua segurança. Primeira torre da cidade construída com concreto reforçado, era anunciado como "totalmente à prova de incêndio".

Por volta de dez horas da manhã, o pai de Charlie levantou-se da sua mesa, vestiu o paletó e o chapéu, acendeu seu cachimbo e deixou o escritório para compromissos profissionais. Planejava caminhar até o City Market, que ficava próximo, para recolher o prêmio de uma apólice de seguro de vida de um cliente. Ao chegar ao elevador no corredor, deve ter notado que o ascensorista costumeiro não estava operando. A porta estava aberta. Um substituto tinha a mão na alavanca.

Quando o Reverendo White estava entrando no elevador, o ascensorista, inesperadamente, colocou-o em movimento, dando um solavanco para cima, as portas ainda abertas. Isso criou um espaço vazio entre o piso do corredor e o piso da cabine, agora na altura da cintura. Tudo aconteceu com tal rapidez que, em vez do piso do elevador, o pé de White encontrou o espaço aberto abaixo.

A parte superior de seu corpo arremessou-se para dentro da cabine, as pernas balançando no abismo do poço. Em um instante, a cabine que subia esmagou o torso do pastor contra a moldura superior do vão com tal violência que o impacto deixou um amassado na porta. Horrorizado com aquela visão de um homem com metade do corpo dentro e metade fora da cabine, o inexperiente ascensorista entrou em pânico e acionou o elevador no sentido contrário, mas quando o compartimento deu uma guinada para baixo, a parte superior do corpo de White soltou-se e seguiu seus pés para dentro do poço. O pai de Charlie mergulhou nove andares até à morte, o corpo batendo de parede a parede enquanto caía. Tinha 42 anos. Seu cachimbo e o chapéu foram encontrados no chão do elevador.

Ouvi Charlie contar essa história pelo menos meia dúzia de vezes, e nem uma vez ele cedeu a perguntas como "Por quê, Deus?", que com tanta naturalidade acompanham um acidente grotesco. Nunca comentou a aparente injustiça da morte prematura daquele homem bom, em um mundo onde os déspotas mais mortíferos da história – homens como Hitler, Stalin e Mao – tiveram décadas de vida à sua frente. Charlie não tinha tempo para "e se": e se um ascensorista experiente estivesse operando o elevador? E se o Reverendo White tivesse se proposto aquela incumbência cinco minutos antes ou cinco minutos depois? E se tivesse esquecido seu fumo e voltado ao escritório? Para Charlie, o que aconteceu, aconteceu, estava acabado, e não havia nada que pudesse fazer para mudar aquilo.

Mas aquela serenidade foi conquistada com dureza. Logo após a tragédia, a dor de Charlie era tão grande que ele mal conseguia comer. Sua mãe e as irmãs mais velhas temeram que pudesse morrer de inanição. Toda a família estava arrasada. "Minha mãe ficou devastada", Charlie lembrou-se. Em um momento, e por puro acaso, ela se viu sozinha, com cinco crianças e nenhuma renda.

Ao longo de nossa amizade, passei horas escutando Charlie contar histórias sobre a sua vida. Com o tempo, notei uma mudança de tom após a morte do pai. O menino arrojado, que tinha que ser amarrado a uma árvore, ainda surgia na narrativa de Charlie, mas agora usava uma armadura de autoconfiança. Com apenas 8 anos, Charlie tornou-se tão independente quanto o Huckleberry Finn de Mark Twain, tão engenhoso quanto o Artful Dodger de Charles Dickens. Ao refletir sobre essa mudança sutil e fundamental, ocorreu-me que, após sofrer uma perda tão enorme e sobreviver a ela, Charlie decidiu que poderia suportar qualquer coisa. Colocado frente a frente com os limites de sua capacidade – da capacidade de qualquer um – de dominar o destino ou voltar no tempo, ele começou a buscar as coisas que poderia controlar: as próprias ações, as próprias emoções, a própria perspectiva e a própria determinação.

QUATRO

Enquanto um garoto tomado pela dor, em Kansas City, empurrava seu jantar intocado ao redor do prato, e sua mãe, atordoada e receosa, questionava como manteria a família após a chocante morte do marido, lá longe, em Viena (Áustria), um médico chamado Sigmund Freud lutava com questões de perda e trauma. Por que algumas pessoas ficam presas a eventos traumáticos, atoladas no luto, revivendo sua dor repetidas vezes por meio de obsessões, pesadelos ou pelo que então era conhecido como reações "histéricas"?

Isso foi antes de Freud tornar-se uma celebridade global. Na verdade, o neurologista pioneiro estava em uma fase baixa de sua carreira, após sua dramática separação de seu assistente Carl Jung. Freud temia que a Psicanálise, sua ousada contribuição para o entendimento da mente humana, pudesse fracassar. Seu livro sobre a função e o significado dos sonhos causara sensação em certos círculos intelectuais, mas apenas alguns poucos residentes em Kansas City conheciam seu nome. Em 1914, um charuto continuava sendo apenas um charuto. A suposição escandalosa, criativa, perspicaz (e com frequência equivocada) de Freud sobre a psicologia humana era um pavio aceso, mas a bomba ainda não havia sido detonada. Quando explodisse, derrubaria os pilares que sustentavam a repressão vitoriana e permitiria a liberdade sexual do século XX.

Mas, naquele momento, Freud estava insatisfeito. Sua ideia da psique humana estava fundamentada em uma teoria de força vital, uma compulsão por viver e por amar. A força de vida, ou libido, se expressava em diferentes vínculos em fases distintas do desenvolvimento, mas sempre buscava vida e prazer. Freud identificou essa força com o deus grego Eros. No entanto, conforme sua reputação radical crescia e mais pacientes descobriam o caminho para análise em seu divã, Freud chegou à relutante conclusão de que sua abordagem pela via do erotismo era simplista demais. Em alguns pacientes, o controle do trauma e da dor parecia ser o oposto de uma força vital. Freud não conseguia explicá-lo em termos de um "princípio do prazer", como havia chamado seu conceito anterior.

A base de dados do psicanalista em relação ao trauma estava prestes a aumentar de forma drástica, pois três meses após a morte do Reverendo White, a Europa mergulhou com imprudência em uma conflagração continental que deixaria milhões de mortos e feridos. A terrível Primeira Guerra Mundial deixou Freud, assim como o restante dos intelectuais de sua geração, abalado e desiludido. Ela "destruiu não apenas a beleza das áreas rurais pelas quais passou e as obras de arte encontradas em seu caminho", ele escreveu mais tarde, "como também estilhaçou o orgulho que sentíamos das conquistas de nossa civilização, nossa admiração por muitos filósofos e artistas e nossa esperança em um triunfo final sobre as diferenças entre nações e raças. Manchou a majestosa imparcialidade da nossa Ciência, revelou nossos instintos em toda a sua nudez e libertou dentro de nós espíritos diabólicos que pensávamos ter domado para sempre em séculos de uma educação contínua pelas mentes mais nobres".

Essa catástrofe levou Freud a concluir que uma outra força – uma que seus discípulos associaram ao deus Tânatos – também opera na mente humana, enredando uma psique ferida em luto, tristeza e morte. Eros e Tânatos. Vida e morte. Ser e não ser. As observações de Freud deflagraram, na Psicologia, uma revolução à altura da revolução na Literatura, na Arte, na Música e na sociedade que irrompeu da assim chamada Grande Guerra. Bem depois de seu divã ter se tornado um clichê cultural, gerações de sucessores de Freud concentraram-se nos efeitos duradouros do dano psíquico. Em um século de violências e deslocamentos sem precedentes – a Primeira Guerra dando lugar à Revolução Russa e ao genocídio armênio, seguidos pela Grande Depressão, os expurgos comunistas, a fome na Ucrânia e o Estupro [ou Massacre] de Nanquim; o derramamento de sangue na Segunda Guerra Mundial, o Holocausto e as violentas lutas pela independência colonial –, nunca houve escassez de traumas a serem estudados pelos médicos.

Ideias de "histeria" e "trauma de guerra", correntes durante a infância de Charlie, foram formuladas e reformuladas durante esse século de dor no diagnóstico atual: transtorno de estresse pós-traumático (TEPT). Sintomas desse dano psíquico podem ser letais: homicídios, suicídios e acidentes fatais já foram relacionados ao TEPT. Um número estimado em 10 por cento de todas as mulheres e 5 por cento de todos os homens vivenciou isso em algum ponto da vida, segundo uma avaliação de 2014, ano da morte de Charlie, e um século após seu pai ter ido trabalhar em uma segunda-feira de maio e nunca mais ter voltado para casa.

Foi apenas por volta do final daquele século que os médicos começaram a explorar com profundidade os limites e restrições de Tânatos, perguntando como e por que algumas pessoas escapam a essa armadilha. Que características permitem que algumas pessoas passem pelo trauma sem ser anuladas ou diminuídas por ele? Anteriormente, citei o grande estoico do Holocausto, Viktor Frankl, cujo livro *Em busca de sentido* explorou essa questão com precisão e sob as condições mais horrorosas. Psiquiatra vienense, seguindo os passos de Freud, Frankl sobreviveu por mais de dois anos e meio em campos de concentração nazistas graças a sua utilidade como médico. Durante esse tempo, observou traumas e estresses terríveis e se viu fascinado por aqueles prisioneiros que, de algum modo, conservavam e até ampliavam a bondade, a integridade e a dignidade em meio à desumanidade. Acabou concluindo que até no maior sofrimento os seres humanos podem escolher imprimir um significado a suas experiências, dizendo: "O que for para dar luz deve suportar a queima".

Em décadas recentes, os psicólogos em atendimento a sobreviventes de traumas desenvolveram tal trabalho, e há não muito tempo, a Associação Americana de Psicologia (APA) refinou suas descobertas em uma fórmula clara para "resiliência" sob estresse. Lendo sobre as características e estratégias de pessoas resilientes, descubro-me frente a frente com o jovem Charlie White.

A APA aconselha os sobreviventes de trauma a "tomarem ações decisivas"; essas ações não precisam mudar o mundo nem ser consequentes, mas precisam ser afirmativas. A ação decisiva reflete nosso poder sobre nossas vontades até quando não temos poder sobre nossas circunstâncias. Frankl descreveu uma marcha forçada num frio extremo para realizar trabalho escravo em Dachau; em sua desgraça, ele voltou seus pensamentos para seu amor pela esposa. Em um lampejo de transcendência, "entendi como um homem a quem nada resta no mundo ainda pode conhecer o êxtase, nem que seja por um breve momento", escreveu. A escolha de pensamentos por Frankl era a única "ação decisiva" a que ele tinha acesso naquela circunstância terrível, e provou sua determinação em se libertar de Tânatos, afirmando a força vital. Em meio à depressão ou à ansiedade, qualquer passo afirmativo é melhor do que a paralisia. Ação promove mais ação; decisão produz decisão; viver gera vida.

Quando captamos a história de Charlie na sequência atordoada da violenta morte paterna, vemos que algo naquele menino já se aferrava à verdade existencial. Embora uma criança controle pouco, ele se afirmou da maneira que pôde. Um dia, avisou à mãe e às irmãs que iria dormir ao ar livre todas as noites, durante um ano. E, tão notável quanto, sua mãe concordou. "Sabe, os moleques põem ideias na cabeça", Charlie disse anos depois, ao recontar a história. "Mas o fato é que minha mãe me deixava levá-las a cabo." Segundo ele, colocou um catre na varanda da casa da rua Campbell e dormiu ali todas as noites, sob o manto úmido do final de julho e o frio extremo de janeiro. "Lembro-me daquelas manhãs frias, geladas. Minha mãe me deixou fazer isso, entende? Aí é que está."

Laura White cultivava a confiança do filho em aspectos importantes e insignificantes. "Agora, você é o homem da casa", ele se lembrava de ela ter dito após a morte do pai. Incumbia-o de deveres e responsabilidades, a começar pelos cuidados com o pequeno quintal, até expandir – quando estava forte o suficiente – para lidar com o sortimento de carvão da casa. "Eles despejavam o carvão na rua", uma montanha de carvão para um menino, uma tonelada completa. "Minha tarefa era pegar um carrinho de mão, levar o carvão até a janela do porão e despejá-lo num recipiente. Depois, eu tinha que manter o fogo do carvão aceso", Charlie relembra. "Cerca de quatro horas da manhã, eu me levantava, tirava fora a escória e punha carvão novo para acender o fogo. Mamãe colocou em mim a responsabilidade da vida desde que eu era novo."

Com outra criança, isso poderia sair pela culatra, mas Charlie achou a confiança de sua mãe libertadora. Ser tratado como um sobrevivente ajudou-o a sobreviver. Com o desaparecimento do pai, ele abraçou a ideia de que "era hora de crescer". Viu isso como uma oportunidade, e não como um fardo.

Também sob esse aspecto, Charlie foi um modelo das características de resiliência da APA. "Desenvolver confiança em sua capacidade para resolver problemas e confiar nos seus instintos ajuda a criar resiliência", informam os psicólogos. Ou, como Charlie colocou, recordando sua infância: "Realmente, não havia restrições. Você dava certo ou fracassava, segundo sua própria capacidade". Sua mãe "nos orientava ao não nos orientar. Ela nos orientava fazendo-nos assumir nossa própria responsabilidade".

Laura White também ensinou o filho pelo exemplo. Era uma mulher inteligente, "forte e de opinião", dizia Charlie. "Você sabia o que ela pensava e sabia que seus princípios eram da maior qualidade." Agindo com firmeza, com independência e autoconfiança, ela logo encontrou um emprego – gerenciar viagens missionárias para uma organização religiosa – e suplementou seus ganhos recebendo pensionistas. Com os dois trabalhos, conseguia pagar as contas.

Durante anos, Charlie e suas irmãs jantaram com homens solitários que pagavam para viver nos cômodos vagos da casa da rua Campbell. As refeições eram servidas no "estilo familiar" do repertório sulista de Laura White. (Charlie tinha preferência por seus biscoitos e pelo pão de milho, que lembrava um suflê.) Enquanto mastigava, o menino analisava aqueles homens como versões possíveis do próprio futuro implacável. Considerava-os de "alta qualidade", segundo ele. "À mesa de jantar, fui exposto a sujeitos como George Mansfield", gerente de distribuição do jornal local, e Jack Noonan, um eletricista que viria a se casar com uma das irmãs de Charlie. Viu-se atraído pelos missionários que vinham à rua Campbell por intermédio do trabalho de sua mãe na igreja. Eram homens intrépidos, viajantes pelo mundo, curandeiros. Naquela mesa, em meio a tais exemplos, Charlie contou-me que, de início, viu-se médico.

Mas isso é adiantar a história. Neste momento, nosso tópico é trauma e resiliência. E antes de visitarmos Freud em Viena, tínhamos a imagem de um menino enlutado, subitamente órfão de pai, recusando-se a comer a não ser poucos alimentos. A escola tinha acabado de encerrar as aulas para as férias de verão. As animadas conversas à mesa dos missionários visitantes se perderam no tempo; o clima em casa era desanimador. "Com toda a depressão e tudo o mais", como Charlie se lembrava dessa fase angustiante, "minha mãe achou que era melhor eu me afastar da influência das meninas." Laura White e suas filhas tentavam consolar o garoto, mas talvez ele precisasse daquilo que havia perdido: uma influência masculina. A mãe decidiu mandá-lo para um acampamento de verão.

A ideia de organizar incursões em regiões de mata para meninos da cidade (e, posteriormente, para meninas) foi outra manifestação das enormes mudanças que percorriam a sociedade. A industrialização e a urbanização eram vistas como duas ameaças à masculinidade florescente. O filósofo vitoriano John Stuart Mills supôs uma ligação direta entre a marcha do progresso e a morte do heroísmo. "Uma consequência natural do progresso da civilização", escreveu, "é a efeminação, [e] a inaptidão para todo tipo de luta." O psicólogo G. Stanley Hall, em seu influente livro de 1904, *Adolescence* [Adolescência], incentivou a ideia de que as crianças precisam partir de um início selvagem antes de amadurecer para a domesticidade. A vida na cidade interrompia esse desenvolvimento, destruindo o ânimo dos meninos. "Um menino não é um animal para viver sentado", pregou Robert Baden-Powell, fundador dos escoteiros, que organizou seu primeiro acampamento em 1907. "O ar livre é o verdadeiro objetivo do escotismo e a chave para seu sucesso."

Segundo uma contagem acadêmica, o número de acampamentos de verão nos Estados Unidos cresceu mais de dez vezes durante a infância de Charlie, indo de menos de cem na virada do século para mais de mil em 1918. O acampamento que a mãe de Charlie encontrou chamava-se Boy Crusaders; ficava perto da aldeia Anderson, nas Montanhas Ozark, no extremo sudoeste do estado do Missouri. Segundo a lembrança de Charlie, quase um século depois, o proprietário do acampamento – e, ao que parece, o único funcionário – era um osteopata solteiro cuja família possuía uma clínica próspera perto de Kansas City, especializada em tratamento não cirúrgico de hemorroidas. O Boy Crusaders destinava-se a adolescentes, mas a necessidade urgente de Laura White de ajudar seu filho enlutado lhe permitiu uma inscrição de última hora. No dia indicado para o início do acampamento, o quase terceiranista embarcou em um trem na companhia de cerca de uma dúzia de garotos mais velhos, a maioria deles adolescente, para a viagem até Anderson e um mês nas montanhas.

Ao chegarem ao acampamento espartano, Charlie descobriu que o Boy Crusaders levava o evangelho da "volta à natureza" ao extremo. "Assim que chegamos lá, ele tirou todas as nossas roupas", Charlie contou sobre o líder do acampamento. "Ele disse: 'Vocês precisam tirar as roupas'. Passamos um mês andando de um lado a outro como nativos, completamente nus. Ah, ficamos felizes! Vivíamos exatamente como indígenas, sabe. Levávamos uma vida bem dura." Aparentemente, o osteopata não era muito chegado a preparativos. Quando o acampamento ficou sem leite, ele instruiu dois dos meninos a se vestirem e irem até uma fazenda próxima comprar um pouco. A maioria das refeições consistia apenas em mingau de aveia, contou Charlie, dieta que o curou completamente de seus hábitos ranzinzas ao jantar. "Quando cheguei em casa, era como um aborígene, comia qualquer coisa."

Naqueles dias, a atitude em relação à nudez era diferente. Os clubes de meninos, a Associação Cristã de Moços e até as escolas públicas de Ensino Médio pediam que os meninos nadassem nus, sob a teoria de que era mais salutar do que nadar com calções de banho. Mas um mês nu era anormal até naquela época, e com o passar dos anos da nossa amizade, enquanto escutava repetidas vezes as histórias de Charlie, comecei a desconfiar de que houvesse algo que ele estaria deixando de fora em sua narrativa sobre o acampamento. Algo traumático.

Eis o que me contou de fato. Depois de esboçar sua estadia improvável no "acampamento mais maluco que você poderia imaginar", às vezes Charlie acrescentava, com naturalidade, que o Boy Crusaders não durou mais do que alguns anos após aquele verão, porque foram feitas reclamações de que os campistas nus estavam sendo molestados sexualmente. Segundo Charlie, quando as autoridades investigaram essas reclamações, a família influente do osteopata mexeu seus pauzinhos para abafar o escândalo, enquanto despachava o filho para viver na Europa. Tentei em vão encontrar algum registro do acampamento ou do escândalo, mas de fato confirmei que o médico em questão deixou Kansas City para passar vários anos na Europa. Estudou Arte, tornou-se um aquarelista de talento e ingressou em vários clubes exclusivos de Londres. Em 1940, estava vivendo em Paris, sob a ocupação nazista. Apenas depois da Segunda Guerra foi que ele voltou aos Estados Unidos, onde fez palestras sobre os nazistas para públicos de Chautauqua e clubes rotarianos. Ocasionalmente, Charlie lia seus artigos sobre arte no *Kansas City Star*.

O Boy Crusaders não era um acampamento grande. Pelo que entendi das histórias de Charlie, os meninos no trem de Kansas City devem ter sido todo o contingente. No entanto, apesar dos espaços limitados, ele sempre insistiu em que o abuso não o afetou. "Eu era tão jovem que não fui exposto a isso", dizia. Acreditei nele: um predador sexual com atração por adolescentes poderia muito bem deixar uma criança mais nova em paz. Mas algo no relato animado de Charlie me incomodou, e minhas dúvidas tiveram razão de ser quando escutei uma entrevista que gravou pouco depois do seu centésimo aniversário. Em três sessões de uma hora cada, Charlie registrou uma história oral, e, depois que ele se foi, sua família compartilhou esses registros comigo.

Enquanto eu escutava, uma frase se destacou: "Lembro-me de que eu realmente fiquei resistente ali", ele disse em relação ao acampamento. Aquele adjetivo, "resistente", estava fora de sincronia com o restante da história, que sempre contou com uma risadinha e um ar de divertimento. Talvez estivesse simplesmente referindo-se a sua declaração anterior de que os meninos "levavam uma vida bem dura" no acampamento. Mas Sigmund Freud poderia perguntar se essa palavra era um indicativo de algo reprimido. Charlie era um menino de 8 anos, no meio de adolescentes assediados. Está bem documentado que, com frequência, vítimas de abuso sexual tornam-se agressores, e meninos mais velhos tiranizando mais novos é um padrão conhecido, ainda que lamentável. Quando Charlie disse "Eu era tão jovem que não fui exposto a isso", falava dos supostos abusos do médico, mas ocorreu-me que, em tal clima, ele poderia ter sido alvo de um ou mais garotos mais velhos. E foi por isso que teria se tornado tão resistente naquele verão.

Minha suspeita de que, de certo modo, Charlie tinha sido traumatizado no acampamento levou-me a ver outra parte dessa história com um olhar diferente. Quando contava sua versão do acampamento maluco, em geral ele terminava com uma história sobre a viagem para casa. Dizia que estava tão ansioso por voltar que pulou do vagaroso trem local quando parou em Martim City, cerca de 30 quilômetros ao sul do centro de Kansas City, e caminhou sozinho até o bonde mais próximo. Nas primeiras vezes em que ouvi isso, fiquei encantado com o pirralho corajoso percorrendo as terras agrícolas e os povoados espalhados até conseguir chegar em casa. Mas quanto mais pensava a respeito, menos sentido fazia. Mesmo prevendo uma ampla volta ao redor da cidade para chegar ao antigo depósito perto dos currais, com certeza o trem não seria mais lento do que um menino andando a pé. Nem ele era, aos 8 anos, um viajante traquejado que conhecesse todos os atalhos. Charlie tinha alguma experiência em viajar de trem até a fazenda do avô, mas aquela viagem cobria uma área diferente do caminho de ida e volta até o acampamento.

Ele teria deixado o trem por estar impaciente para chegar em casa ou por estar ansioso para se livrar de seus colegas de acampamento? Se Charlie estivesse sendo tiranizado ou incomodado pelos garotos mais velhos, teria amplo motivo para deixá-los na primeira oportunidade.

Qualquer que fosse sua motivação para sair por conta própria, quando enfim chegou em casa a mãe não o reconheceu de imediato. Após um mês nu, sob o sol, ficara marrom como a bolota de um carvalho. Laura White perguntou sobre a experiência do filho no acampamento. Ele fez o mesmo relato animado que faria pelo resto da vida, fosse ou não de todo verdadeiro. Charlie estava decidido a não aumentar o fardo da mãe. "Eu tinha tanto respeito pela minha mãe que jamais traria mais problemas para seus pensamentos", ele explicou mais tarde. Imaginou que a melhor maneira de protegê-la era a recusa em transformar suas experiências, boas ou ruins, em uma carga. Viva, aprenda e siga em frente. E assim, o fato mais notável da história do acampamento de Charlie pode ser que, seja lá o que tenha acontecido naquele lugar onde "ah, nós éramos felizes", ele nunca mais voltou lá.

Algum tempo após a morte de Charlie, compartilhei minhas questões persistentes sobre o Boy Crusaders com seu genro, meu amigo e vizinho Doug. Talentoso litigante no tribunal, Doug tinha construído uma carreira expressiva com sua capacidade para encontrar falhas em histórias que, no todo, não faziam sentido.

Aconteceu que ele acalentava as próprias dúvidas sobre a narrativa de Charlie em relação ao acampamento; sentia que faltava algo. Acrescentou uma prova circunstancial por conta própria. No inverno de 2012, Doug se lembrou de que estava com Charlie quando relatos de um escândalo sobre abuso sexual na Universidade Estadual da Pensilvânia dominou o noticiário. A carreira do lendário técnico de futebol Joe Paterno chegou a um final vergonhoso em meio a revelações de que um assistente de longa data, Jerry Sandusky, era conhecido por atacar, tomar banho e viajar em companhia de garotos menores de idade, vulneráveis. Representantes da universidade, inclusive Paterno, deixaram de relatar os abusos sexuais praticados por Sandusky. Por fim, um júri da Pensilvânia o considerou culpado em mais de quarenta casos relacionados à molestação de inúmeras vítimas. Para surpresa de Doug, Charlie minimizou a gravidade do assunto.

Especulamos que, caso Charlie tivesse escolhido, quando garoto, minimizar uma experiência traumática no acampamento, anos depois poderia se sentir compelido a minimizar o dano causado por experiências semelhantes de outras pessoas. Penso na maneira com que meu pai costumava reagir aos hematomas, contusões e ossos quebrados de seus filhos. Assegurava-nos que tinha passado por dor semelhante e que tudo acabaria bem. "Deixe pra lá", dizia. Esse comportamento poderia fazer com que a pessoa parecesse insensível ao sofrimento alheio, mas também é uma estratégia para se criar resistência e incentivar esperança. "Cultivar a capacidade de deixar para trás eventos traumáticos" é outra das ferramentas da APA para a resiliência, e uma maneira de fazer isso é minimizar o poder que eles têm de causar um mal duradouro.

Mesmo quando menino, Charlie não viu alternativa senão prosseguir. "Não me lembro de ser muito feliz", ele disse uma vez sobre sua meninice, mas escolheu não insistir na infelicidade. Como colocou: "Não tínhamos tempo para ficar tristes". Com essa atitude, Charlie demonstrou um estoicismo precoce. Não seria um escravo das ações, decisões, fatalidades ou ofensas de outros. Antecipou o conselho do autor Leo Buscaglia, que exortava: "Por que você se agarra ao sofrimento? Não há nada que possa ser feito em relação aos erros do passado". Ou como a APA enquadra o assunto: pessoas resilientes escolhem "evitar ver as crises como problemas intransponíveis". Em vez disso, veem o trauma como uma chance dolorosa de se fortalecer. Lembre-se de Epiteto: o infortúnio é o treinamento difícil que molda os atletas olímpicos dentro de nós.

Ainda assim, Charlie não passava de um menino, e seria errado sugerir que não tivesse o coração partido de tempos em tempos. Quando seu *self* mais velho olhava para aqueles dias passados, momentos de solidão provocavam uma dor mais aguda do que momentos de trauma. Ele se lembrava vivamente da dor que o envolvia quando notava um menino mais ou menos da sua idade, e esse menino estava com um pai – um pai vital, respirando e presente. Eles estavam rindo, almoçando, ou jogando bola juntos. Charlie disse que aqueles eram os momentos mais difíceis, quando a perda estapeava seu rosto e a tristeza o arrastava para baixo. Apenas com o tempo, conforme os meses foram se transformando em anos, é que Charlie aprendeu a acreditar que aquelas ondas sombrias de depressão passariam.

No entanto, depois que aprendeu, jamais se esqueceu. Esse conhecimento foi um recurso que acessaria durante toda uma vida de reveses e perdas. "As adversidades não são encaradas da mesma maneira pelas pessoas", ele disse. Na verdade, algumas ficam enredadas na adversidade; outras a usam para garantir sua liberdade mais verdadeira.

Charlie tinha uma maneira de fazer tudo parecer divertido, até seu comparecimento semanal obrigatório à Igreja Cristã de Linwood. É claro que Laura White teve mais que o suficiente em matéria de cultos dominicais durante seu tempo como esposa de um pastor, porque despachava Charlie e permanecia em casa. "Ela dizia: 'Vá para a igreja', mas não ia comigo", ele recordava. Reconhecia que aquilo não era "normal", mas também refletia sua crescente independência.

Charlie gostava bastante da igreja. Os monótonos estudos da Bíblia, conduzidos pela zelosa mulher que lecionava na escola dominical, eram abrilhantados por contos de foras da lei fronteiriços e perigos enfrentados pelos pioneiros, narrados pelo marido da mulher, um detetive na força policial da cidade. Charlie também aprovava o pregador, que "fazia um sermão maravilhoso", em sua opinião. O menino tratava a ida à igreja com a mesma determinação dedicada a dormir ao relento, e foi premiado com um distintivo após sete anos de comparecimento, sem perder um único domingo.

Durante a semana, frequentava o Ensino Fundamental em Hyde Park, um bairro próspero a curta distância de casa. Embora, segundo a própria avaliação, "fosse apenas um estudante mediano", seus professores discordavam. Sobretudo após a morte do pai e o acampamento de verão, viam em Charlie uma maturidade não encontrada em seus colegas. Na metade do terceiro ano, eles o mudaram para o quarto, e no ano seguinte voltaram a adiantá-lo, passando-o do quinto para o sexto ano. Mesmo sendo dois anos mais novo que seus colegas, quando começou o Ensino Médio, Charlie adaptou-se com facilidade e entusiasmo no ambiente social de Westport High.

Os Estados Unidos estavam em meio a uma transição acelerada de uma sociedade em que a educação pertencia a poucos para uma sociedade em que era um direito e uma expectativa universais – pelo menos para crianças brancas, como Charlie. A segregada Westport High era emblemática daquela mudança. O imponente edifício de tijolos vermelhos foi inaugurado em 1908, em uma época em que apenas 10 por cento dos norte-americanos com idade entre 14 e 17 anos matriculavam-se na escola.

Quando Charlie entrou no nono ano, em 1917, aquela cota de 10 por cento havia mais ou menos triplicado. (Uma geração depois, ela estaria por volta de 70 por cento.)

Conforme o Ensino Médio ficou mais inclusivo (sob alguns aspectos), os educadores preocuparam-se com o crescimento paralelo de fraternidades exclusivas de Ensino Médio, masculinas e femininas. Em ensaios e frequentes painéis de discussões, diretores e superintendentes escolares acusavam esses grupos de serem esnobes e de toda espécie de maus hábitos e divisões estudantis. Um relatório de 1904 feito por autoridades escolares de Chicago, por exemplo, apontava que "o efeito das sociedades secretas é dividir a escola em facções, destruir a unidade e a harmonia de ações e sentimentos e dificultar as relações proveitosas que deveriam existir entre alunos e professores".

Charlie não poderia discordar mais. "Naquela época, as fraternidades do Ensino Médio eram ótimas", ele dizia com carinho do grupo de meninos que o introduziu em sua irmandade em Westport. Ela se chamava Delta Ômicron Ômicron, tinha o próprio código de honra, reforçado em sessões regulares de um tribunal composto pelos membros mais velhos. "Você tinha um tribunal popular em cada encontro", Charlie recordava. "Se algum dos garotos novos estivesse se comportando fora da linha, tinha que lidar com a desaprovação dos meninos." Ele se lembrava de amigos errantes serem levados às lágrimas com essa experiência. No entanto, ao longo da vida, continuou convencido de que aquela prática de responsabilidade "era uma das influências importantes que qualquer um poderia ter tido. Nada se iguala à crítica dos seus companheiros. No Ensino Médio, isso acontecia cedo na vida".

Por diversão, os meninos pegavam o bonde para Electric City,* um país das maravilhas de luzes piscantes, fontes que jorravam e passeios emocionantes até o extremo sul da cidade. Tendo aprendido o jogo por conta própria, vasculhavam um campo de golfe local em busca de bolas perdidas. Juntavam-se na Main Street, perto da escola, e perambulavam, como uma gangue, da casa de uma menina para outra. "Poderíamos fazer meia dúzia de visitas" em uma manhã de domingo, ele disse. Os pais não ficavam completamente felizes de vê-los chegando, porque "todos os meninos fumavam" e jogavam suas bitucas na dobra das barras das calças. Mas, como Charlie observou, muitos dos rapazes presunçosos acabaram fazendo carreiras de sucesso como advogados, juízes, médicos e empresários. Um de seus melhores amigos na fraternidade, Charles Parker, foi para a Universidade de Oxford como bolsista de Rhodes** em 1927.

O tempo todo, o trabalho fazia parte da vida de Charlie, tanto quanto a escola e os amigos. Ele cortava grama para seus vizinhos. Trabalhava duramente nas plantações de uma fazenda próxima, na época da colheita. Aos 16 anos, começou a trabalhar como aprendiz com seu cunhado Jack Noonan, o eletricista. Todos os dias, após as aulas, comparecia à loja de lustres de Noonan,

---

* Atração de iluminação feérica concebida como um chamariz para a fabricante de cervejas Heim Brewing Company, mas que ganhou vida própria com montanha-russa, rinque de patinação, carrossel, pista de boliche, museu, teatros, salão de dança etc. [N.T.]

** Bolsa de estudos de grande prestígio, a mais antiga concedida para alunos de graduação desde 1902, fundada por Cecil John Rhodes. [N.T.]

no centro da cidade. "Eles me davam uma porção de luminárias para pendurar, e um de seus carros. Eu saía e, numa tarde, instalava as luminárias de uma casa inteira", ele se lembrava. Muitas delas estavam trocando a luz a gás por eletricidade, então, o jovem aprendeu a desconectar os tubos de gás volátil e ligar as cintilantes luzes elétricas. De alguma maneira, conseguiu não incendiar nenhuma casa.

Naquele ano, quando se formou no Ensino Médio, Charlie White sentiu-se testado pela adversidade e adubado pelo sucesso. Era amigo e estava à altura de colegas mais velhos. Ajudava a mãe e contribuía para as finanças da família. Tinha sido forçado a amadurecer por causa da morte prematura do pai, mas isso estimulara uma confiança serena na própria capacidade. Tinha se revelado para si mesmo como alguém criativo, responsável, autodisciplinado e resiliente.

Nesse clima e nesse momento, Charlie lançou-se em uma jornada que poucas pessoas haviam feito, uma viagem para o futuro, uma missão, um trajeto alegre e épico.

CINCO

Não muito tempo depois da manhã em que avistei Charlie lavando o carro da namorada, eu estava lá fora com as crianças. Ele saiu pela porta da frente, gritou e acenou. Tinha algo para nos mostrar. Fomos atrás dele, passando pelo portão lateral de sua casa e seguindo até o quintal dos fundos. No extremo oposto havia uma casinha de brinquedo, construída para combinar com sua casa espaçosa e pintada com o mesmo tom verde-musgo. Desgastada e cheia de teias de aranha por anos de falta de uso, ainda assim a casinha impressionou as crianças com seu tremendo potencial. "Usem-na quando quiserem", Charlie disse a elas.

Ele nos levou de volta, passando pelo portão e entrando em casa. Ali, na sala da frente, havia uma figura do Papai Noel em tamanho real (embora fosse meados de agosto). "Esperem até ver isto!", Charlie disse com olhos faiscantes. Seus problemas de equilíbrio não deram o menor sinal quando se inclinou com agilidade para pegar um fio elétrico e, com apenas uma leve hesitação, enfiar o plugue na tomada. Na mesma hora, os olhos do Papai Noel acenderam-se, sua cabeça inclinou-se e seu corpo se mexeu. "Ho, ho, ho!", veio a conhecida voz. Gesticulando com os braços e mexendo a boca, o Bom Velhinho robótico cantou algumas frases de uma canção natalina.

As crianças lançaram olhares em minha direção, sem saber como reagir àquilo. Sem dúvida, um Papai Noel de 1,70 metro que cantava era empolgante, mas por que estaria ali, na sala de visitas de um idoso, nos dias abafados de verão? Charlie explicou que era um presente de uma de suas filhas; ele achou o Bom Velhinho divertido e não viu motivo para guardá-lo. "Gosto de ter uma porção de tralha à minha volta." Com isso, ele nos levou ao próximo cômodo para ver seu precioso conjunto de pistolas de duelo antigas.

Dali em diante, fiz questão de visitar a casa de Charlie sempre que tinha uma chance, e nunca saí de lá sem uma boa história, ou dez. As conversas moviam-se facilmente por décadas de gerações, entrelaçadas com tramas de ousadia, ingenuidade e surpresa. Toda lembrança é seletiva, e toda autobiografia é condensada. O que deixamos de fora pode ser tão revelador quanto o que colocamos. A narrativa de Charlie era incansavelmente positiva. De certo modo, sua nostalgia abria novas possibilidades; seu passado era um lugar voltado para o futuro.

Notei, por exemplo, que a Primeira Guerra Mundial e a pandemia de gripe espanhola de 1918 nunca apareciam em suas histórias, embora esses dois acontecimentos terríveis tivessem chegado perto dele. Deve ter sido uma visão comovente, para um menino de 12 ou 13 anos, observar rapazes apenas um pouco mais velhos marcharem para salvar a Europa de sua catástrofe autofabricada. Um deles, um rapaz seis anos mais velho que trabalhava no *Kansas City Star*, era Ernest Hemingway.

As tropas eram comandadas por um herói local. Ou quase isso, em todo caso. Foi o que Kansas City reivindicou para o belo general John J. Pershing – "Black Jack" –, comandante da Força Expedicionária Americana. Nascido a 160 quilômetros de distância, em Laclede, Missouri, o impetuoso general tinha, havia pouco tempo, enchido os jornais com seus feitos em perseguição ao revolucionário mexicano Pancho Villa. O subsequente sucesso de Pershing na Europa lhe valeu a elevada patente de General dos Exércitos dos Estados Unidos, o primeiro desde George Washington. Ainda não houve outro (embora a legislação proposta em 2021 viesse a outorgar a patente postumamente a Ulysses S. Grant). Após a Primeira Guerra, Kansas City homenageou Pershing com um imponente memorial aos mortos, levantando, em dois dias, 2,5 milhões de dólares dos moradores locais para financiar a construção. Uma torre grandiosa, com uma chama ardendo no topo, foi erguida na colina de onde o jovem Charlie White observara a Union Station tomar forma alguns anos antes.

A gripe espanhola também foi uma história local. A origem do vírus feroz foi, em última análise, atribuída a um campo de treinamento de tropas norte-americanas na área rural de Kansas. Enviados para o campo de batalha via Union Station, rapazes com o uniforme de sarja do exército levaram o vírus pelo país e para a Europa, espalhando germes enquanto seguiam. Um terço da população mundial acabou sendo infectada; cidades foram fechadas; necrotérios ficaram lotados de cadáveres. Cidadãos protestaram contra as ordens para permanecer em casa e usar máscaras em público. Quase 700 mil americanos morreram, muitos no auge da vida.

Esses estiveram entre os acontecimentos mais dramáticos do século XX, mas não fizeram parte da história de Charlie. Enquanto todas aquelas mortes e todo o sofrimento obscureciam o mundo, Charlie estava no despertar da vida. Parecia ter percebido, mesmo no Ensino Médio, que só seria jovem uma vez, e não desperdiçaria essa experiência nas piras funéreas da guerra e da doença. Em vez disso, aos 16 anos, em seu último ano escolar, sonhou com a própria declaração de independência.

Uma odisseia à Califórnia no alvorecer dos automóveis viria a ser a história definidora de Charlie. Em minhas visitas, ouvi dele essa história com mais frequência do que qualquer outra. Ele gostava dela e a retomava como se fosse um talismã, como se um século pudesse ser evocado pela lembrança de uma experiência inspiradora.

Desde seus dias pulando fogueiras usando calça de couro franjada, Charlie tinha sido contaminado com a mesma febre que criara Kansas City: ir para o oeste. As ondas humanas que rolavam sobre as terras indígenas – as caravanas e os pioneiros das carroças puxadas a mão – juntavam-se e partiam de Kansas City. Iam para o oeste em veículos de tração animal, caso pudessem arcar com isso, ou, se não pudessem, iam a pé, em meio a oceanos de mato tão alto quanto seus ombros, cruzando desertos tão secos quanto a carne que levavam, atravessando montanhas tão vertiginosas quanto seus sonhos. Sempre para o oeste, perseguindo o pôr do sol.

Os fantasmas de Kansas City ainda eram jovens quando Charlie chegou à cidade, local em que o Leste terminava e o Oeste começava, onde Meriwether Lewis e William Clark participaram da Compra de Louisiana,* início do maior roubo de terras e transação imobiliária da história mundial. Primeiro veio a pioneira família de Daniel Boone e seus filhos; depois o montanhês Jim Bridger, o olheiro Kit Carson, o profeta Brigham Young, a malfadada caravana Donner: todos em busca de ouro, prata, liberdade e terras férteis; os caçadores de bisões, os arautos da Bíblia – milhares e milhares de americanos em busca de um futuro, viajando por barco, carroça e ferrovias, pelo ponto onde o rio Kansas desaguava no Missouri, centro vital de um continente. O lugar onde tinham início todas as grandes rotas do Oeste: Califórnia Trail, Santa Fé Trail, Oregon Trail.

Na odisseia de Charlie, o passado encontrou o futuro. Pouco tempo depois do seu aniversário de 8 anos, a Ford Motor Company introduziu uma das inovações mais transformadoras da história econômica: a linha de montagem industrial. A nova fábrica da Ford, em Highland Park, Michigan, reduziu em 75 por cento o tempo necessário para a produção da carroceria de um automóvel. Linhas adicionais foram acrescentadas para fazer maravilhas semelhantes na produção de motores, transmissões e rodas.

Um modelo Ford T, que em 1912 requeria doze horas para ser produzido, em 1916 saía da linha de montagem em apenas noventa e três minutos. Esse ganho enorme em

---

* A Louisiana foi comprada de Napoleão pelos Estados Unidos em 1803, durante a presidência de Thomas Jefferson. Visando expandir seu território até o Pacífico e assegurar sua posse perante ameaças estrangeiras, Jefferson convocou Meriwether Lewis para uma suposta expedição científica. Lewis, por sua vez, convidou William Clark para acompanhá-lo. A expedição durou três anos. [N.T.]

eficiência permitiu que a Ford quase dobrasse os salários de seus funcionários, enquanto reduzia em um terço o preço de cada carro.

O modelo T chocou os Estados Unidos. Barato, robusto e fácil de consertar, esse carro simples – que diziam estar disponível em todas as cores, desde que a cor fosse preta – liberou algo primitivo no genoma humano. Por milhares de anos, os seres humanos tinham se movido na velocidade de passos, em distâncias próximas. Agora, aquela máquina que bufava e resfolegava refazia a geografia, a economia e as sociedades. Rodovias, postos de gasolina, praças de caminhões, motéis, restaurantes *fast-food*, shopping centers, subúrbios, tudo isso foi produto desta única invenção: o automóvel, acessível e confiável. Ir aonde se desejasse e parar quando quisesse era a definição de liberdade.

Antes da linha de montagem de Highland Park, um em cada cem norte-americanos possuía um carro. Nove anos depois, em 1921, esse número tinha crescido em mais de 800 por cento, chegando a quase um em dez. *Grosso modo*, metade de todos os carros em mãos de norte-americanos eram modelo T, muitos deles montados na segunda fábrica moderna da Ford, aberta em Kansas City em 1913.

O modelo T foi, em tudo o que existe de significativo, o nascimento da era do automóvel e o berço da cultura automobilística; assim, foi mais uma mudança sísmica no mundo de Charlie. Os carros mudariam a maneira de comprar, comer, namorar e morrer. Os carros mudariam os lugares onde as pessoas moravam, o jeito que socializavam e conheciam os vizinhos. Os carros alterariam a forma física dos corpos humanos e mudariam o cheiro do ar que respiravam. O cheiro forte e desagradável do estrume equino foi substituído pelo toque acre do escapamento, e a barulheira das rodas das carroças foi substituída pelo zumbido e pelas engasgadas dos motores de combustão.

Esse vulcão de mudanças estava penetrando na malha cultural justamente quando Charlie cursava o Ensino Médio. Ele ficou fascinado, capturado pela magia da liberdade. Charlie e dois amigos da escola armaram um esquema secreto para dirigir um modelo T de Kansas City até Los Angeles.

Para adultos, essa já era uma ideia audaciosa; mais ainda para três meninos. Onde chegavam a existir, as estradas eram atrozes: de terra, esburacadas, lamacentas ou poeirentas. Muitos rios eram intransponíveis, pela falta de pontes. Sem falar nos córregos. Não existiam leis de trânsito.

Floyd Field foi um dos mais antigos argonautas automotivos. Reitor na Georgia Tech, partiu de Atlanta, em um verão, em direção a Oregon, logo após a Primeira Guerra Mundial. Numa travessia morosa pelo país, em um modelo T que seus alunos apelidaram de "Rambling Wreck" [Destroço errante], Field precisou de cinco semanas para ir e vir. A natureza estipulou o limite de velocidade: por volta de 110 quilômetros por dia em estradas sem sinalização, atravessando leitos intransitáveis de lava, gemendo sobre desfiladeiros e sacudindo sobre sulcos de carroças usadas em inúmeras campinas. Graças à resistência bem-humorada do reitor e aos robustos componentes do carro, o Ramblin' Wreck da Georgia Tech é homenageado até hoje.[*]

---

[*] Esse modelo de carro da Ford tornou-se símbolo dos estudantes do Instituto de Tecnologia da Georgia, que atualmente têm como

Os meninos tinham a ideia de uma viagem semelhante. Eles sabiam – ou pensavam que sabiam – o quanto a jornada poderia ser difícil. As estradas de Kansas City eram famosas por serem ruins. No mesmo ano em que Charlie e seus amigos terminaram o Ensino Médio, um jovem artista alguns anos mais velho, chamado Walt Disney, tentava dar início a uma empresa próxima à casa de Charlie. Trabalhando em um novo tipo de arte conhecida como "animação", Disney vendeu para o Newman Theater, no centro da cidade, uma série de curtas-metragens – observações, sob a forma de desenhos animados, sobre problemas locais. Ele os nomeou de "Laugh-O-Gram Films". As vinhetas eram exibidas antes dos longas-metragens principais, nas noites em que o palco de *vaudeville* do Newman estava sossegado. Uma animação de Disney fazia graça dos perigos de se dirigir em Kansas City. O jovem artista desenhou dois passageiros em um modelo T, voando vários metros acima de seu carro, enquanto uma roda batia em uma elevação rochosa e outra afundava em um buraco.

As plateias ficaram encantadas com a novidade dos curtas, que quase pareciam ter vida. Mas o negócio de Disney em Kansas City não decolou, e, assim como Charlie, o jovem artista partiu para a Califórnia – embora escolhesse ir de trem.

Uma organização sediada em Kansas City estava determinada a fazer dos Estados Unidos uma nação de

---

mascote o modelo A da Ford (1930). Mas o termo "Rambling Wreck" foi usado bem antes da produção desses carros, quando os alunos do Instituto tentavam construir veículos motorizados e circulavam com seus protótipos, que ganharam esse apelido. [N.T.]

automóveis. A National Old Trails Road Association – o nome evocava as originais caravanas de carroças – recrutou entusiastas de carros para pressionar pela primeira extensão rodoviária contínua pavimentada de costa a costa. O percurso sugerido seguiria o caminho original da National Road, de Maryland até Illinois. De lá, a estrada pegaria a rota aberta pela família Boone pelo Missouri. Em Kansas City, a estrada adotaria o curso testado e comprovado do Santa Fé Trail, passando por Kansas, atravessando as Montanhas Rochosas, rumando ao sul para o Novo México e a sudoeste pelo deserto até Los Angeles. Para divulgar a rota, a Old Trails Association colocou indicadores em mourões de cerca, árvores e rochas ao longo dos atalhos de terra e das estradas estreitas de fazendas que levavam para o Oeste, em direção ao Pacífico. A associação também publicou um guia para a estrada, assinalando quais paradas pelo trajeto vendiam gasolina e que armazéns vendiam estepes. Para encontrar a estrada, havia dicas como "vire à esquerda na casa de fazenda caiada de branco", ou "vire à direita no toco retorcido". Esse tipo de coisa.

Um dos companheiros da fraternidade de Charlie no Ensino Médio era um menino chamado Bob Long, cujo pai, Charlie me contou, era um "próspero corretor imobiliário". Long possuía um carro de passeio, um modelo T conversível de 1917, com para-choques de bicicleta e assentos Chesterfield. Louco para cruzar o país com o veículo, Long convidou Charlie e outro colega da fraternidade, Edgar Snow, para partirem para a Califórnia após a formatura, em maio de 1922.

Long escolhera bem seus companheiros. Por mais que Charlie fosse destemido, Edgar Snow era ainda mais.

Ele e Charlie tinham se unido como os membros mais jovens da classe no Ensino Médio e, sempre ansiosos para se colocarem à prova, compartilhavam uma percepção das possibilidades do mundo. Snow aspirava a uma carreira de viagens e descobertas, indo a lugares onde outros não ousavam ir e escrevendo as histórias que encontrava – quanto maiores as histórias, melhor. Quando não estava datilografando no jornal de sua fraternidade, Snow alimentava os sonhos de um explorador incorrigível. A viagem para a Califórnia proposta por Bob Long ocupou o lugar da ideia que Snow acalentara por muito tempo: descer o Mississipi em uma balsa.

Naquele momento, Snow não sabia – mas poderia ter imaginado – que aquela viagem de exploração no Tin Lizzie[*] seria o começo de uma carreira que acabaria fazendo dele um dos correspondentes estrangeiros mais famosos do mundo. Seu "furo do século", como ficou amplamente conhecido, não viria senão mais de uma década depois, quando o jovem jornalista localizou um líder insurgente no remoto interior chinês. A experiência de Snow como o primeiro ocidental a entrevistar Mao Tsé-Tung foi contada em seu livro de sucesso, *A estrela vermelha brilha sobre a China*, publicado originalmente em 1937. Mais tarde, acusado de ser simpatizante comunista durante o *red-baiting* [perseguição vermelha] de 1950, Snow se autoexilou na Suíça, onde seu amigo de infância, Charlie

---

[*] "Tin Lizzie", em português "Lizzie de lata", foi mais um apelido dado ao modelo T da Ford. À época, Lizzie era um nome comum dado a cavalos de corrida. Atualmente, nos Estados Unidos, o apelido "Tin Lizzie" refere-se a qualquer automóvel barato, velho ou em más condições. [N.T.]

White, lhe fez uma visita. O último trabalho exclusivo de Snow, publicado em 1970 como matéria de capa da revista *Time*, foi outra entrevista com Mao, bem depois de sua vitória na guerra civil. O envelhecido ditador aproveitou o retorno de Snow para convidar o presidente Richard M. Nixon a visitar a China. O resto é história.

Mas isso são quase cinquenta anos comprimidos em poucas frases. Voltando a 1922, encontramos três garotos, uma viagem e duas pedras no caminho.

O primeiro impedimento foram os pais. Segundo Charlie, Long relutava em pedir permissão a seus pais para a viagem. Suspeitava que fossem negar. Partidário da filosofia de que é mais fácil pedir desculpas do que permissão, Long precisava de um estratagema para encobrir sua partida. Por outro lado, Charlie tinha certeza de que, caso perguntasse, sua mãe aprovaria a viagem de bom grado, mas sentiu uma alegria subversiva em ajudar Long a encenar uma artimanha.

A segunda pedra no caminho levou-os a sua estratégia. Charlie e Ed Snow não tinham dinheiro para gastar na viagem, mas o trigo de inverno estava pronto para a colheita nos campos de Kansas. A necessidade de mão de obra rural era grande. Os meninos disseram aos pais que iriam ganhar algum dinheiro para a faculdade. Seu plano não mencionado era continuar seguindo para o oeste depois que estivessem com os bolsos cheios.

Partiram de carro, no final da primavera de 1922, dois meninos no banco da frente, o terceiro esparramado no banco de trás. Movendo-se não muito mais rápido do que uma pessoa numa corrida leve, saíram devagarinho da cidade, na esteira de caravanas, atravessando campos pouco sinalizados, subindo as Colinas Flint repletas de capim, até as planícies altas e uniformes. Escolheram o caminho de indicador em indicador, com apenas o guia Old Trails para ajudá-los. "Não havia, de fato, nenhuma estrada, nem mapas", Charlie recordou. "Tínhamos uma espécie de diretório que dizia: 'Siga 15 quilômetros nesta direção e você encontrará uma grande árvore conífera, e vire à direita', esse tipo de indicação."

Em quase todo cruzamento, viam avisos pintados à mão anunciando trabalhos em fazendas a 6 dólares por dia. O abonado Bob Long tinha uma boa reserva, segundo a lembrança de Charlie, e continuou dirigindo até chegarem a uma cidade grande o bastante para ostentar um bom hotel, onde reservou um quarto para passar o tempo, enquanto Charlie e Ed se ocuparam em uma fazenda nas redondezas. "Trabalhamos do amanhecer até o anoitecer, naquele sol quente, empilhando trigo", Charlie lembrava-se.

Os meninos da cidade tinham muito a aprender. Em seu primeiro dia, os jovens formandos de Westport High foram apresentados a um instrumento primitivo chamado cabeçalho. A máquina consistia em um cilindro aberto de lâminas giratórias, puxado por quatro cavalos atrelados lado a lado, que cortava e mandava o trigo por um transportador barulhento, para uma carroça puxada por cavalo que se movia com lentidão ao lado. Conduzir os cavalos pelos campos irregulares era um trabalho árduo. O nariz dos meninos enchia-se de pó de trigo, que também polvilhava seus corpos suados. Quando a grande carroça estava cheia, os meninos levavam-na até um lugar de coleta central, onde agrupavam e empilhavam a colheita em feixes para o debulhador.

"Dormíamos no chão", Charlie me contou. "Ficávamos completamente exaustos. Às vezes, tomávamos banho num tanque de cavalos." Embora tenha ouvido Charlie contar essa história inúmeras vezes, nunca perdi o interesse por sua maravilhosa autoconfiança. Ele não apenas tinha partido aos 16 anos para atravessar o país em estradas de terra, mas o fez sem avisar ninguém de onde estava indo, ou quando voltaria. Fez isso com os bolsos vazios, certo de que, de alguma maneira, poderia seguir seu caminho. Embora seu conhecimento de agricultura fosse quase nulo, tinha fé em sua capacidade de aprender rápido e trabalhar duro. "Era divertido", Charlie devaneava, "porque não passávamos de garotos de escola. Não sabíamos como arrear cavalos e tudo o mais. Assim que chegamos lá, os fazendeiros nos jogaram um conjunto de arreios, às quatro da manhã, e disseram: 'Arreiem os cavalos'. Passamos por um momento terrível! Pusemos os arreios ao contrário." Ele riu com a lembrança. "Finalmente lidamos com a coisa, e em poucos dias nos tornamos especialistas, como acontece com garotos do Ensino Médio."

Amei essa frase: "Como acontece com garotos do Ensino Médio". Charlie e seu intrépido amigo Ed não apenas tiveram a coragem necessária; também entenderam os pontos fortes que tinham a apresentar. Os trabalhadores mais velhos poderiam ter mais habilidade e experiência, mas eles compensavam isso com sua avidez em crescer e se adaptar. A desenvoltura é prima-irmã da resiliência. Em vez de serem vencidos de antemão por sua falta de experiência e credenciais, os garotos foram habilidosos em potencializar o material disponível – a começar pela disponibilidade da juventude para aprender.

Após uma semana e meia nas plantações de trigo, Charlie e Ed eram trabalhadores rurais muito consistentes, com músculos reforçados e 50 dólares cada um. Podiam sentir o dinheiro queimando no bolso. "Dissemos: 'Estamos ricos'", Charlie lembrou-se. "Vamos para a Califórnia!"

Dirigir um Ford modelo T era uma experiência bem diferente de dirigir hoje. Para ligar o carro, o motorista ou um passageiro inseriam uma manivela manual removível no motor através de uma fenda abaixo da grade dianteira e, depois de ajustar o afogador e preparar o carburador, dava uma meia-volta vigorosa. Idealmente, isso fazia com que um pequeno magneto gerasse corrente elétrica suficiente para inflamar o combustível no primeiro cilindro e dar vida ao motor. Girar a manivela era um dos aspectos mais perigosos do automobilismo, porque se a mistura de combustível e ar estivesse errada, o motor poderia contra-atacar, sacudindo a manivela com violência e provocando a fratura de um pulso. Uma vez que estivesse funcionando corretamente, o motor de quatro cilindros enfileirados do Ford – que veio a ser chamado de "four-banger" – gerava 20 cavalos de potência, impressionante para a época; essa energia era transferida para as rodas traseiras por uma transmissão de duas velocidades.

Dentro do carro, o motorista confrontava-se com duas pequenas alavancas que se projetavam da coluna de direção. Não eram pisca-piscas, nem limpadores de para-brisas, porque nem um nem outro eram elementos padrões no modelo T. Em vez disso, a alavanca da esquerda controlava a sincronização do motor, enquanto a da direita regulava a velocidade.

Do chão do veículo saíam três pedais metálicos e uma grande alavanca. Funcionando juntos, eles punham o carro em movimento. Pressionando o pedal mais à esquerda e mexendo na alavanca, o motorista saía do ponto-morto para marcha lenta e depois para velocidade alta. O pedal do meio era para dar a ré. O pedal da direita controlava o breque, que funcionava por fricção no cilindro de transmissão. (Não havia pedal de acelerador. Lembre-se, o acelerador era montado na coluna de direção.)

Presumindo que o motorista dominasse a elaborada coreografia de pressionar o pedal e empurrar a alavanca, o modelo T podia alcançar velocidades de 64 a 72 quilômetros por hora, considerando um trecho de estrada uniforme e vento favorável. A rota até Los Angeles abrangia 2.736 quilômetros, ou cerca de 42 horas dirigindo a 65 quilômetros por hora. No entanto, raramente a Tin Lizzie alcançava a velocidade máxima. Nas estradas irregulares e não asfaltadas do oeste dos Estados Unidos, os viajantes ficavam animados ao alcançar metade dessa estimativa, ao passo que demoravam ainda mais ao passar por obstruções, caminhos sem saída e trajetos errados. E sempre havia o perigo de uma pane. Os motores superaqueciam. Um sulco acentuado podia trincar uma das rodas de madeira. O tráfego de cavalos – principais ocupantes dessas estradas – deixava cravos de ferradura espalhados pelo caminho, ameaçando os pneus de borracha de espessura fina do modelo T.

Mas os meninos não tinham pressa. Apelidaram-se "Os Três Inconscientes", e gostaram tanto do apelido que pintaram os dizeres na lateral do carro de Long. Sentindo cada solavanco e sacudida pelo aço rígido da suspensão e chacoalhando nas molas saltitantes sob o estofamento do banco, os três puseram-se a caminho, sem pressa, para explorar o vasto mundo.

Em 1922, havia no Kansas dois caminhos comprovados para um automóvel. Infelizmente, não cheguei a saber disso antes de Charlie partir. Gostaria muito de ter conferido a rota que eles seguiram. Charlie falou sobre o guia que levavam, então parti do princípio de que tinham escolhido a rota do Old Trails. A. L. Westgard, autor dos primeiros livros sobre viagens automobilísticas transcontinentais, escreveu sobre esse caminho: "Está em primeiro lugar, seja pelo ponto de vista das condições de superfície, paisagem, interesse histórico e acomodações hoteleiras".

O trajeto foi especialmente interessante para Charlie e Ed Snow. Levava-os por Emporia, Kansas, onde o aspirante a jornalista, Snow, poderia obter um exemplar do jornal local, reconhecido mundialmente, o *Emporia Gazette*. Seu editor, William Allen White, era, sem dúvida, o homem mais famoso do Kansas na época, talvez o mais famoso em todo o Meio-Oeste. Por meio século, os editoriais de White foram reimpressos e lidos de costa a costa, e é sabido que personagens como o antigo presidente Theodore Roosevelt e o astro de cinema Douglas Fairbanks visitaram sua mansão, chamada Red Rocks.

Quando os meninos atravessaram o Kansas, White estava muito atuante no noticiário, envolvido em uma cruzada contra a recém-popular Ku Klux Klan, que espalhava seu veneno populista pela região central americana. Na sequência da guerra na Europa e na acentuada recessão de 1920, uma ressurgente Klan prometia defender

"100 por cento o americanismo" contra imigrantes e cidadãos não brancos. White usava as páginas de seu jornal para denunciar o apelo vulgar da Klan, e quando, em 1924, aquele palanque pareceu limitado demais, o editor do *Emporia* concorreu a governador por uma plataforma anti-Klan. Sua derrota final foi um constrangimento para o Kansas, e a retaliação deve ter ajudado a irromper a febre do ódio. Mas, em 1922, as divisões eram amplas e intensas.

Para Charlie, com seu apetite por histórias do Velho Oeste, um ponto de passagem mais distante ao longo do caminho teria sido mais atraente. Dodge City, no Kansas, era a última e mais lendária das cidades de condução de gado do século XIX em expansão; era onde os pistoleiros Wyatt Earp e Bat Masterson frequentavam o Long Branch Saloon, enquanto procuravam evitar uma longa estadia no Cemitério Boot Hill. Durante algumas breves, mas vibrantes décadas após a Guerra Civil, os criadores de gado do Texas transportavam sua carne bovina para os mercados urbanos, conduzindo os bois pela Trilha Chisholm para alcançar a nova ferrovia que cruzava o Kansas. Mas, durante esses mesmos anos, as campinas do Kansas estavam se enchendo de posseiros que conduziam seu gado cada vez mais para oeste. Abilene, destino original para a carne bovina do Texas, deu lugar para o Condado de Ellsworth, que passou a ser conhecido como a cidade "mais cruel" no pasto aberto durante seu apogeu breve e sanguinário.[*] Depois, os

---

[*] Nesse breve período de apogeu pecuário, Ellsworth tinha bares, bordéis, casas de jogatina e de prostituição. Eram constantes os tiroteios entre caubóis, e a bandidagem imperava. A cidade começou

caubóis foram novamente deslocados para Dodge City, apelidada de "Sodoma do Oeste".

Foi lá, na eleição de 1883, que os moradores nomearam um grupo de reformistas para acabar com as bebedeiras, as brigas e a prostituição, que tornavam a cidade infame, a começar pelo Long Branch Saloon. Autoridades invadiram o bar e o bordel e proibiram seu funcionamento. "Caia fora de Dodge", os reformistas disseram a Luke Short, proprietário e cafetão, mas Short fugiu para Kansas City apenas pelo tempo suficiente para recrutar alguns amigos habilidosos com pistolas. Quando retornou com Masterson, Earp e alguns outros, a economia de Dodge City afundava sob o peso de vários caubóis infelizes. Os moralistas da cidade reconsideravam seu flerte precipitado com a virtude. Depois de uma breve negociação, Short reabriu o Long Branch sem disparar um tiro. Ele e seus pistoleiros comemoraram a vitória posando para o que veio a ser uma fotografia famosa, amplamente conhecida por sua legenda irônica: "A Comissão de Paz de Dodge City". Tais histórias invocam as esporas tilintantes e os pianos dos *saloons* clichês de Hollywood. No entanto, para os meninos no modelo T, não haviam transcorrido nem quarenta anos de tudo isso. Na verdade, se eles seguiram pela rua principal de terra que os famosos pistoleiros um dia percorreram a cavalo, fizeram-no em uma época em que Bat Masterson e Wyatt Earp ainda estavam vivos. Em 1922, Masterson era colunista de esportes para um jornal da cidade de Nova York; foi o autor da memorável

---

a decair economicamente, reduzindo sua criminalidade, quando a movimentação de gado foi deslocada para outras cidades. [N.T.]

observação: "Todos nós obtemos a mesma quantidade de gelo. Os ricos conseguem-na no verão e os pobres, no inverno". O menos citado, mas igualmente pitoresco Earp, trabalhava como consultor em *sets* de faroeste do cinema mudo, criando a própria lenda.

A oeste de Dodge, os meninos teriam avançado devagarinho, no limiar entre passado e futuro, por terras onde rebanhos aparentemente infinitos de bisões tinham vagado apenas algumas décadas antes. Teriam passado por cidades onde homens velhos poderiam se lembrar de grupos de ataques comanches e represálias da cavalaria. A região era imensa e o céu, ainda maior, estendendo-se de um horizonte plano a outro. Trens resfolegantes da ferrovia Atchison, Topeka & Santa Fé apareciam atrás deles como meras manchas no horizonte leste, alcançando-os gradativamente e, depois, passando em nuvens de fumaça e cinzas. O sol seguia o mesmo curso, assando os meninos nos bancos de couro preto.

Depois que Charlie morreu, entre seus arquivos foi encontrada a transcrição de uma entrevista que Bob Long deu para o biógrafo de Edgar Snow, quase sessenta anos depois da viagem. Pelo que Long se lembra, os Três Inconscientes atravessaram o Kansas por um caminho mais ao norte, perto do que se tornou a Rodovia Interestadual 70. Long disse que eles seguiram a Rota Midland, menos famosa, aberta pelos mineradores da corrida do ouro do Colorado em 1859, até Colorado Springs, aos pés do Pico Pikes. Depois, viraram para o sul em vez de cruzar as ameaçadoras Montanhas Rochosas Centrais, e logo se juntaram à rota Old Trails, perto de La Junta, Colorado, não muito longe do lugar em Sand Creek onde colonizadores da mesma geração dos avós dos meninos massacraram, em 1864, mulheres e crianças cheyennes e arapahos, enquanto acampavam tranquilamente.

Os aventureiros paravam para comer e abastecer em pequenos armazéns. "Não havia postos de gasolina", Charlie me contou. "Você conseguia gasolina em um armazém. Também não havia paradas para repousar. Pelo que eu me lembre, não havia lugar para dormir. Nós dormíamos no chão. É claro que, se estivesse chovendo, íamos para debaixo do carro."

Quando dirigiam após o pôr do sol, a luz de seus faróis, alimentados pelo pequeno magneto, aumentava e diminuía de acordo com a velocidade. "Se fosse para dirigir à noite, tinha que ser pelo menos a 40 quilômetros por hora, para conseguir energia suficiente", Charlie explicou. "Quanto mais rápido você dirigia, melhores eram as luzes. Mas as estradas eram ruins demais, quase nos jogavam para fora do carro."

Agora o caminho deles passava pelos campos de carvão do sul do Colorado, famosos pela violência e opressão das revoltas trabalhistas. Oito anos antes, o governador do Colorado enviara a Guarda Nacional para dispersar mineradores em greve em uma cidade conhecida como Ludlow. Empregados da Colorado Fuel & Iron Company, os grevistas – em sua maioria imigrantes e afro-americanos – desafiavam um proprietário cujo nome era sinônimo de riqueza e poder: John D. Rockefeller Jr. Os guardas chegaram a cavalo e em um carro blindado, guarnecido com metralhadora. Tomaram posição em uma serra acima do acampamento e abriram fogo. Pelo menos sete mineradores foram mortos. Mais de uma dúzia de mulheres e crianças abrigaram-se em um refúgio subterrâneo, onde sufocaram quando os guardas incendiaram as barracas no solo acima. O Massacre de Ludlow, como a tragédia ficou conhecida, provocou mortes por retaliação dos guardas das minas, dos capatazes e dos dirigentes por toda a região, em uma guerra enfurecida, até que o presidente Woodrow Wilson enviou tropas regulares do exército dos Estados Unidos para restaurar a ordem.

Charlie lembrava-se apenas da mudança gradual de paisagem enquanto atravessavam La Junta, um antigo posto comercial na Rota Santa Fé. Após centenas de quilômetros de descampados marrons-acinzentados, eles entraram no matagal verde do alto chaparral. Ao longe, a oeste, os irregulares Montes Sangre de Cristo enchiam o horizonte como uma onda roxa espumada de neve. Se os garotos fossem alpinistas, teriam encontrado naquele horizonte alguns dos mais perigosos picos de toda a cadeia das Montanhas Rochosas. Em vez disso, viraram seu carrinho barulhento para o sul, mantendo as montanhas à sua direita, buscando uma travessia mais fácil.

Com uma semana de viagem, um dos pneus furou. Sem macaco no carro, Ed Snow, o mais forte dos três, esforçou-se para erguer um lado do veículo o suficiente para que os outros pudessem enfiar o estepe. Temendo um novo furo, foram até a próxima cidade, onde compraram quatro estepes no armazém.

Não poderiam seguir sempre paralelo às montanhas. Seu ponto de travessia surgiu quando se aproximaram da divisa do Novo México e a estrada começou a subir em direção a Passagem Ratón. Conforme o caminho foi ficando mais íngreme, o calhambeque puxava e gemia. "Eu lembro que era tão íngreme que o carro não conseguia subir. Então, um de nós guiava, enquanto os outros dois saíam e empurravam o carro", Charlie contou. Revezando-se atrás da direção, "nós literalmente empurramos o carro sobre a Passagem Ratón. Mas era um veículo muito leve, e nós éramos muito fortes".

O suor secou rapidamente no ar frio da montanha, enquanto desciam correndo o lado sul da passagem. "Caso o turista tenha sorte o bastante para ver um pôr do sol ao descer a montanha, ele sempre se lembrará de sua magnificência", escreveu A. L. Westgard – embora acrescentasse um alerta de que os motoristas logo estariam se desviando de "obstáculos naturais, sob a forma de solos de adobe, rochas de lava e extensões arenosas", que seriam "tarefas maiores a serem superadas do que as encontradas na maioria dos estados."

Na cidadezinha de Las Vegas, Novo México – que ainda assim era quase o dobro do tamanho da cidade minúscula em Nevada que compartilhava seu nome –, eles tornaram a seguir a oeste, pelos remotos cerrados e desertos do Sudoeste. Aquela era a região mais nova, mais intocada e mais exótica do território continental dos Estados Unidos. Em 1912, no espaço de dois meses – apenas dez anos antes –, o Novo México e o Arizona haviam acrescentado suas estrelas à bandeira, números 47 e 48. Juntos, os dois estados tinham três vezes e meia o tamanho de Missouri, mas abrigavam apenas um quinto de sua população. O esparso Kansas tinha sete vezes a densidade populacional desses lugares abertos e selvagens, em que o espanhol e o navajo eram quase tão amplamente falados quanto o inglês.

Os planaltos e os picos dessa zona rural eram estranhos aos viajantes de olhos arregalados, bem como as construções de adobe das missões espanholas e as moradias abobadadas dos pastores navajos, feitas com barro e troncos. Criados com histórias xenófobas sobre indígenas, os meninos estavam agora entre eles, dirigindo lentamente sobre a terra dos zuni, dos navajos e dos hopis. Descobriram que os habitantes originários eram anfitriões receptivos. "Acabamos parando em acampamentos indígenas à noite, e nos deram carne de cobra e coisas do tipo", Charlie me contou. Fiquei na dúvida se ele poderia estar enfeitando a história, até descobrir que uma iguaria tradicional zuni do final da primavera é gafanhoto frito com pão de milho doce.

A oeste das montanhas, as estradas irregulares ficaram mais irregulares – "nem ao menos cascalho, só terra e areia", Charlie lembrou-se. Quando o Ford atolava, como aconteceu mais de uma vez, o carro era tão leve que os garotos o puxavam e empurravam até desatolar. Os motoristas de carros maiores não tinham tanta sorte; os Três Inconscientes passaram por trambolhos de carros pesados presos no chão mole. "Vimos carros atrás de carros. Os grandes ficavam atolados, e os motoristas não conseguiam sair."

Em uma extensão desolada no Arizona, castigada pelo sol, o carro deles quebrou. Noventa anos depois, Charlie se lembrava de que um rolamento de roda "gastou". A memória de estar encalhado naquele lugar inóspito era tão viva quanto se fosse ontem. "Estávamos a 80 quilômetros de lugar nenhum, e praticamente não havia movimento de carros", Charlie disse. "Ficamos ali à toa, sem saber o que fazer. Ficamos ali por cerca de uma hora."

Talvez fossem três horas.

Talvez fossem cinco.

Após qualquer período de tempo, "apareceu um fazendeiro num pequeno Ford modelo T, uma pequena picape". Uma das notáveis características do modelo T – motivo de seu incrível sucesso – era que sua plataforma mecânica poderia ser adaptada para múltiplos usos. Em pouco tempo, o carro de passeio do abastado Bob Long podia ser transformado na picape original Ford dirigida por aquele fazendeiro do Arizona, apenas desparafusando-se o banco traseiro com suas molas e instalando em seu lugar uma caixa de madeira reforçada. Ainda por cima, os mecanismos de um modelo T eram simples o bastante para serem entendidos por qualquer mecânico razoável.

Um século depois, os automóveis são bem mais complexos, e uma pessoa precisa de *know-how* e equipamentos especializados para ir além de uma troca de óleo ou de um reabastecimento do fluido do limpador de para-brisas. Mas acho que continua sendo importante que as pessoas tenham algum conhecimento básico da tecnologia atual, assim como Charlie e seus amigos tinham de seu carro quebrado. Os estudantes deveriam ser incentivados a aprender como produzir um *website* simples, assim como deveriam aprender a trocar uma torneira que vaza e plantar um jardim. Competência gera competência; é um antídoto para a sensação de que a mudança é uma força hostil abarcando, em seu curso, o mundo desamparado.

"Qual é o problema, meninos?", gritou o fazendeiro ao diminuir a marcha da caminhonete. "Perdemos o rolamento de uma roda." E, para surpresa dos três, o fazendeiro respondeu: "Isso me aconteceu no mês passado". Ele parou no acostamento e, mexendo na carroceria de madeira da caminhonete, achou a peça necessária, dizendo: "Tenho uma sobressalente bem aqui".

Charlie se lembrou: "Então, ele nos deu o rolamento sobressalente, e nós o colocamos e seguimos caminho. E você diz que Deus não estava conosco?".

Perigo talvez maior no deserto inclemente, um dia o carro superaqueceu, "riscando" – ou seja, arranhando – um cilindro do motor. Só quando o radiador ferveu por estar seco foi que eles perceberam que estavam sem água. A quilômetros da cidade mais próxima, tinham que fazer o carro voltar a funcionar, ou se arriscavam a ter uma insolação ou até a morrer. Deixaram o motor esfriar, depois despejaram sua última garrafa de refrigerante no radiador. A maneira como ele espumou não inspirou confiança, mas o plano funcionou suficientemente bem para se arrastarem até o próximo armazém. Mais adiante, após uma parada de pernoite no Deserto Mojave, os garotos acordaram e viram um indígena sentado em silêncio ao lado do carro deles, com um cobertor sobre os ombros na friagem do amanhecer. Esperava pacientemente para dizer olá. Eles dividiram o café da manhã com o homem e elogiaram seu inglês. Ele os deixou ainda mais surpresos ao responder que tinha se formado em Harvard.

Depois de duas semanas na estrada, talvez numa média de 15 quilômetros por hora, os Três Inconscientes deslizaram em seu Ford empoeirado pela encosta oeste das Montanhas San Gabriel e entraram na cidade de Los Angeles. Comparada com o que viria a se tornar, essa grande cidade do século XX era, na lembrança de Charlie, "apenas uma cidadezinha. Los Angeles era algumas casas intercaladas com algumas laranjeiras. Laranjas por toda parte, laranjais".

O trio havia cruzado meio continente em uma engenhoca não muito mais complexa do que um cortador de grama, para contemplar o mar pela primeira vez. Não pediram permissão, nem precisaram de ajuda além da própria iniciativa e a generosidade de alguns desconhecidos. Mas agora, com aquele esvaziamento tão comum para viajantes, perceberam que chegar até ali havia consumido toda a sua previsão e energia. Assim que pararam, confrontaram-se com a questão de como voltar para casa.

Os três só conheciam uma pessoa em toda a Califórnia, e mesmo assim apenas superficialmente. Charles "Buddy" Rogers tinha um ano a mais que Charlie White e era natural de Olathe, Kansas – uma viagem de ida e volta de um dia até Kansas City, pelos métodos tradicionais. Quando os dois eram crianças, uma linha de bonde inventou uma ligação entre a grande cidade e as comunidades próximas, o que abriu um mundo de possibilidades para os meninos da área rural de Olathe. Buddy Rogers agarrou as possibilidades da cena musical de Kansas City para aprimorar seus talentos como artista, e provavelmente os meninos de Westport tinham-no conhecido em um show ou espetáculo de dança. Eles absorveram a notícia com interesse quando Rogers deixou a escola para se mudar com a mãe para Hollywood e fazer uma tentativa na indústria cinematográfica.

A tentativa se revelou um sucesso. Cinco anos após ter deixado Olathe, Buddy Rogers era um grande astro, que ficou famoso como o "America's Boyfriend". Em 1927, fez história em Hollywood como o protagonista que contracenava com Clara Bow em *Asas* – o primeiro ganhador do Oscar de melhor filme, em 1929. Mais tarde, seu caso com Mary Pickford contribuiria para o espetacular divórcio entre a atriz e o astro dos filmes de capa e espada, Douglas Fairbanks, em 1936. O subsequente casamento de Roger com Pickford foi, por contraste, um dos mais duradouros do *show business*, prolongando-se até a morte de Pickford, em 1979. Em 1982, a Academia de Artes e Ciências Cinematográficas voltou a homenagear Buddy Rogers, premiando-o pelo trabalho humanitário – prêmio também dado, com o passar dos anos, a astros como Paul Newman, Frank Sinatra, Audrey Hepburn e Angelina Jolie.

Tudo isso pertence ao futuro. Por enquanto, Buddy Rogers era um adolescente desconhecido com um sonho. E ali estavam três meninos de Kansas City, meros conhecidos, na porta de sua casa. De algum modo, os viajantes localizaram-no, lembrou-se Charlie, em "um pequeno chalé ali, em Los Angeles", no qual Rogers morou durante seu aprendizado na indústria cinematográfica. Quando Charlie explicou como haviam chegado ali, Rogers convidou o trio a entrar e serviu-lhes um café da manhã. Os viajantes demoraram-se tempo suficiente para pernoitar, mas na manhã seguinte "decidimos que não viveríamos pendurados em Buddy", contou Charlie. Sem dúvida, Rogers e sua mãe encorajaram essa decisão.

Por um ou dois dias, segundo Charlie, eles conseguiram comida de graça indo a lançamentos imobiliários, nos quais fingiam estar numa viagem de reconhecimento para seus pais, supostos interessados em investimentos na Califórnia. E as padarias ofereciam amostras grátis – pelo menos até os padeiros perceberem a repetição daquelas visitas. Nenhum esquema era uma solução duradoura, e logo a necessidade de voltar para casa tornou-se urgente.

Para Long, a viagem de volta para casa era apenas uma questão de se colocar à mercê dos pais. Ele vendeu o Ford acabado por alguns dólares, registrou-se em um hotel e telegrafou pedindo ajuda. Sua mãe, exasperada, pegou às pressas um trem para Los Angeles e foi buscá-lo.

Charlie e Ed estavam por conta própria. O dinheiro da colheita de trigo tinha acabado. O modelo T de seu amigo rico já não existia. A porta de Buddy Rogers estava fechada, e já haviam percorrido o contingente de corretores imobiliários de coração mole. "Nos demos conta de que precisávamos pegar uma carona clandestina em algum trem", Charlie explicou.

Só havia uma falha nesse plano: "Nunca tínhamos feito nada parecido".

Depois de irem a pé até o pátio de carga de Los Angeles, Charlie e Ed rastejaram em silêncio pelos terminais à procura de um trem que fosse para o leste. Tinham conhecimento suficiente sobre ferrovias para entender que deveriam saltar para o trem em movimento para diminuir a chance de serem pegos. Mas o trem não poderia estar muito rápido, porque a velocidade multiplicava o perigo considerável de escalar uma montanha metálica em movimento. O trem ideal para embarque seria um que estivesse acabando de partir.

Avistando um alvo provável, eles se agacharam até o trem dar um solavanco para a vida com um guincho das rodas. Os dois saltaram do esconderijo, desabalaram pelos trilhos e pularam para dentro de um vagão. Eufóricos e orgulhosos, acomodaram-se para a viagem apenas para descobrir que estavam indo na direção contrária.

"Pulamos num trem de carga que pensávamos estar indo para o leste, mas estava indo para o norte", Charlie disse anos depois, com uma risadinha.

Após um dia inteiro na via férrea, o trem parou "perto de São Francisco". Era um dia de boas e más notícias para Charlie e Ed. Os dois amigos tinham aprendido a pegar um trem – a boa notícia –, mas não estavam mais perto de casa. E a pobreza deles era extrema.

Enquanto se afastavam do pátio ferroviário em busca de uma mísera refeição, descobriram que haviam começado a vida nos trilhos em meio a uma das piores greves trabalhistas já sofridas pelas ferrovias dos Estados Unidos. Depois de nacionalizar a indústria ferroviária durante a guerra, agora o governo federal a devolvia ao controle privado. Os concessionários estavam determinados a cortar custos. Uma proposta de redução em 12 por cento no pagamento do pessoal que trabalhava na manutenção dos trens provocou uma paralisação de costa a costa.

Os meninos ficaram sabendo disso pelos cartazes no pátio ferroviário. As empresas ferroviárias haviam montado acampamentos para trabalhadores substitutos – os chamados *scabs** – para manter os trens funcionando, apesar da greve. Um cartaz anunciava vagas para garçons e ajudantes de garçons em um dos acampamentos de *scabs*. "O aviso dizia que precisavam de ajuda para atender as mesas dos trabalhadores mexicanos que estavam refrigerando os vagões para transportar produtos para o leste", lembrou-se Charlie. Seguindo as orientações do aviso, os viajantes sem dinheiro

---

* Expressão pejorativa para se referir a quem furava a greve. A tradução literal de *scab* é sarna, crosta de ferida, ou pessoa desprezível, sem caráter. [N.T.]

chegaram a um portão numa cerca de alta segurança, em algum lugar em Oakland. Guardas armados, trabalhando para a Western Pacific Railroad, olharam os dois de cima a baixo, depois deixaram que passassem. Eles se apresentaram aos responsáveis pela contratação.

Nos dez dias seguintes, Charlie e Ed serviram comida para os trabalhadores substitutos dentro de vagões de passageiros modificados. O pagamento era 3 dólares por dia, mais refeições e um lugar para dormir. A cada dia, seus bolsos ficavam um pouco mais pesados, e quando cada um deles tinha 30 dólares, calcularam que era o suficiente para chegarem a salvo em casa.

Agora, estavam com pressa o bastante para se arriscar a pular em um trem de passageiros. De volta ao pátio, encontraram um começando a se preparar. Após o apito que assinalava o fechamento de portas, dispararam para a retaguarda de um vagão e agarraram a escada que levava ao teto. Subindo para o alto do compartimento conforme ele ganhava vida, esticaram-se rente ao teto para evitar ser vistos do chão. Abaixo deles, rodando e sacudindo, a massa gradualmente ganhou velocidade.

O trem dirigiu-se para o leste a partir da Bay Area, para longe do pôr do sol, depois virou para o norte, passando por Sacramento e Oroville antes de voltar a se dirigir para o leste. A noite encobriu os clandestinos à medida que o trem subia a Serra Nevada pelo Cânion Feather River. Nenhum dos garotos estava preparado para a queda brusca de temperatura quando a noite caiu sobre as montanhas. Eles tremeram e se agarraram. "Ed e eu nos amarramos no alto daquele vagão de passageiros e quase morremos congelados, passando pelo cânion à noite", Charlie recordou com pesar.

Não sentiram frio por muito tempo. O amanhecer encontrou os dois miseráveis descendo das montanhas para o Deserto Black Rock, ao norte de Nevada, onde o termômetro passa dos 32 graus num típico dia de julho. Após a longa noite rodando entre muralhas de pinheiros e passando por penhascos rochosos, a amplidão do deserto foi estranha e chocante. Black Rock é um tabuleiro estupendo, coberto por um pó calcário de cor parda, um palco aparente para artistas titânicos encenarem um drama para plateias de picos distantes, envoltos em bruma. Nunca contei a Charlie o que aconteceu com aquele vazio, mas, quando o conheci, o deserto era famoso como o cenário do Burning Man, um festival anual de arte e misticismo, drogas e sexo, futurismo e atavismo, que atrai cerca de 65 mil pessoas a cada verão.

Não sei se ele teria acreditado em mim, porque, quando o trem parou, não havia nada além de uma solitária torre de água, com a qual as caldeiras sedentas foram abastecidas. Os meninos ficaram alarmados ao ver o guarda-freios pular na areia e começar a percorrer o trem, examinando cada vagão. Ao chegar ao deles, avistou os dois no teto e mandou que descessem. Eles protestaram contra serem deixados no deserto, mas o homem não ouvia. Os tanques de água do trem estavam quase cheios; o apito soltou um aviso, enquanto o guarda-freios continuava a caminhar até o vagão.

Uma rápida olhada ao redor daquela extensão ensolarada convenceu os passageiros clandestinos de que não havia escolha. "Não podíamos ficar abandonados no deserto", Charlie argumentou. Depois de uma conversa aos cochichos, os dois se afastaram, como se estivessem se dirigindo para um povoado minúsculo à distância.

Quando conseguiram ficar entre o trem e o guarda-freios, arrastaram-se "como indígenas" até o motor e observaram os movimentos do adversário pela fresta entre os trilhos e o vagão.

Acima deles, as caldeiras já estavam cheias e a chama dentro da fornalha provocava uma nova onda de vapor. Sobressaindo da frente do motor, como fios de barba em um queixo, havia uma proa de metal, conhecida como limpa-trilhos: se um trem, em alguma campina remota, encontrasse um rebanho atravessando os trilhos, aquele dispositivo poderia instar os animais a se dispersar enquanto a máquina avançava. Sua cunha também servia para empurrar árvores caídas nos trilhos, pequenas rochas e até neve. O melhor de tudo, pela perspectiva dos garotos, era que os ângulos da locomotiva impediam os homens na cabine do maquinista de verem o limpa-trilhos abaixo.

Dando mais uma olhada por baixo dos vagões, os garotos viram os pés do guarda-freios desaparecerem quando ele subiu de volta no trem. Charlie e Ed correram para o limpa-trilhos e embarcaram. "Acho que fizemos os 240 quilômetros seguintes desse jeito", Charlie relatou.

O jogo de gato e rato continuou por meio continente. "Éramos chutados para fora e voltávamos. Depois, pegávamos outro trem", disse Charlie. A greve dificultou as coisas, porque guardas extras haviam sido contratados para impedir sabotagens. Charlie e Ed conheceram cada nicho e refúgio na parte externa de um trem. Os degraus de um vagão de passageiros funcionavam como um trono majestoso, mas também eram o primeiro lugar onde os guardas olhariam quando o trem parasse em uma estação.

O limpa-trilhos era emocionante, com a força maciça de um trem ensurdecedor impelindo-o à frente. Mas era desconfortável depois de três ou quatro horas, além de extremamente perigoso. "O lugar mais comum para se esconder era o espaçozinho vazio atrás do vagão de carvão, entre este e o vagão expresso. Aquela era uma área que não olhavam muito. Era lá que nos escondíamos", Charlie me contou.

Mesmo essa toca tinha suas desvantagens. A cada vez que o trem passava por um túnel – e havia dezenas de túneis enquanto os trens subiam pelas Rochosas –, "os trens a carvão sopravam cinzas quentes" de suas chaminés para o teto dos túneis, e de volta para o trem. "Ainda consigo me lembrar daquelas cinzas caindo em cima da gente", Charlie disse.

Uma ou duas vezes, os guardas contratados os acharam. "A gente chamava eles de 'detetives do trem'", comentou Charlie sobre os homens que arrastavam os dois da estação até a cadeia. "Eles nos mantinham ali a noite toda, nos davam um bom café da manhã e nos punham para fora."

Em vários pontos ao longo do caminho, Charlie e Ed viram-se em acampamentos com homens que viviam das ferrovias. Os garotos não gostaram da maneira como eram olhados de cima a baixo. "Eu tinha um relógio de pulso", Charlie lembrou-se. "Na primeira vez em que paramos num acampamento de trabalhadores itinerantes, um dos sujeitos disse: 'Filho, é melhor você tirar isso. Uma pessoa mataria você por isso'. Desde então, passei a levar meu relógio no tornozelo."

Charlie recontou essa odisseia californiana inúmeras vezes durante minhas visitas ao outro lado da rua. Depois de escutar algumas delas, percebi que, em suas histórias, ele nunca mencionava sentir medo. Comecei a visualizar a ameaça dos pátios ferroviários; a tonelagem descuidada dos vagões em movimento, com suas rodas amputadoras. Imaginei o calor mortal do deserto, os dedos com câimbras agarrando o limpa-trilhos. Imaginei homens que degolariam um menino por um relógio de pulso. Por que Charlie não sentia medo?

Acabei acreditando que, é claro, ele estava assustado, mas de que outra maneira iria para casa? Existe um diálogo maravilhoso no épico *A guerra dos tronos*, de George R. R. Martin. Bran pergunta ao pai: "Um homem pode continuar corajoso, se tem medo?". O pai responde: "Essa é a única ocasião em que um homem pode ser corajoso". E Charlie compreendeu que contar histórias sobre coragem faz com que ser corajoso seja mais fácil. Nossas histórias podem ser contadas em tom positivo ou negativo. Podemos remoer o fracasso ou a determinação. Podemos enfatizar reveses ou sucessos. Charlie insistia na versão alegre da sua vida, e acredito que isso fez dele uma pessoa mais feliz.

A história sempre terminava com a mesma imagem de separação. Os garotos estavam viajando em um vagão da Missouri Pacific Railroad, a linha que os levaria para casa. E eram os únicos passageiros. "Eu me lembro de passar pelas Rochosas do Colorado. E me lembro de estar ali deitado com Ed, enquanto atravessávamos o Royal Gorge", dizia Charlie.

Um cânion de 16 quilômetros de penhascos e abismos de tirar o fôlego, esculpido em um tempo inimaginável pelo Rio Arkansas, o desfiladeiro limita o céu a uma faixa azulada e envolve o rio em paredes rochosas. Os garotos sabiam que depois daquele cenário a jornada deles teria um desfecho enfadonho entre arbustos e campinas, levando a um lugar que nunca mais seria o mesmo: sua casa. Por aquele glorioso momento, eram irmãos cavaleiros de um esplêndido reino. "Ora! O que poderia ser mais luxuoso?", perguntou Charlie a Ed, ou Ed a Charlie. "Temos um vagão só para nós." Atrás deles, os dois viram o céu estreito, enquanto o trem fazia curvas suaves ao longo da margem do rio. Nuvens de algodão flutuavam de uma beirada a outra do cânion. Por quase um século, Charlie podia ver tudo aquilo intacto em sua mente. "E me lembro de dizer: 'Isso é que é vida, meu amigo'."

SEIS

O ano em que conheci Charlie foi também o ano em que a Apple apresentou o primeiro iPhone. Não entendi de imediato o rebuliço. Talvez por ganhar a vida escrevendo e ter começado há tanto tempo que ainda usava máquina de escrever, no início eu me relacionava com computadores como se fossem dispositivos extravagantes de digitação. O minúsculo teclado da tela sensível ao toque do iPhone me parecia uma ferramenta péssima para digitar.

Reconheço que esse foi um exemplo de falta de compreensão. Se estivesse por lá quando os humanos dominaram o fogo, eu poderia ter reclamado que os primeiros adeptos estavam queimando porretes de madeira perfeitamente bons. Charlie não teria cometido esse engano. Ele entendia que prosperar com a mudança começa com uma ânsia pelo novo.

Quando Charlie e seu amigo Ed Snow viajaram naquele vagão da Missouri Pacific Railroad, saindo do Royal Gorge e entrando na campina alta, dirigiam-se para casa e para algo muito novo. Assim como os *smartphones*, a tecnologia revolucionária de 1922 era uma invenção que eliminava distâncias, despertava a criatividade, subvertia a cultura e empoderava celebridades. Ela veio a ser conhecida como "rádio", mas, em seu início, o milagre da comunicação sem fio era tão novo que até seu nome estava em jogo. Alguns meses antes, em 16 de fevereiro de 1922, o *Kansas City Star* anunciou em sua primeira página uma transmissão experimental. A matéria referiu-se a um "rádio telefone" em uma frase e a uma apresentação "por telefone sem fio" em outra. Os pioneiros do rádio comercial não tinham certeza sobre como chamá-lo, mas percebiam que era uma grande novidade.

É óbvio que nenhuma tecnologia salta do nada. Físicos do século XIX, trabalhando em terra semeada séculos antes por Isaac Newton, descobriram que o universo está repleto de energia viajando em ondas. Além disso, os humanos experimentam essa energia de diversas maneiras, dependendo da distância de um pico de onda para o próximo, o "comprimento de onda". A luz é energia movendo-se em minúsculas ondas, medidas em bilionésimos de metro, de pico a pico. Entre aproximadamente 390 e 700 bilionésimos estão todas as cores visíveis e tudo o que vemos: todo arco-íris, todo Rembrandt, todo pôr do sol e todo rosto querido. Até as ondas mais curtas, apelidadas de "raio X", demonstram ter o poder de tornar visíveis esqueletos e órgãos vivos – embora cientistas, como Marie Curie, também descobrissem com trágicas consequências que tal radiação em alta frequência pode ser mortal.

Desenvolvendo o trabalho de pesquisadores anteriores, Guglielmo Marconi descobriu como usar ondas longas, centenas de metros de pico a pico, para levar informação pelo ar. Em 1895, o inventor enviou e recebeu com sucesso uma mensagem em código Morse sem o uso de fios. O valor prático dessa inovação logo ficou óbvio para a indústria marítima. Pela primeira vez, navios podiam se comunicar até quando navegavam fora de vista.

Charlie crescera ouvindo a história sensacional do Dr. Hawley Crippen. Em 1910, o médico inglês envenenou a esposa e zarpou para o Canadá com a amante. A Scotland Yard transmitiu uma ordem de prisão contra Crippen para os operadores Marconi a bordo do navio, e quando a embarcação atracou, o patife foi pego.

Ainda mais dramático: em 1912, quando Charlie tinha 6 anos, os operadores Marconi a bordo do luxuoso navio a vapor *Titanic* receberam o crédito do resgate de mais de setecentos sobreviventes do naufrágio no Atlântico Norte. Os rapazes enviaram mensagens urgentes de SOS até suas máquinas sem fio deixarem de funcionar quando o navio afundou.

Àquela época, outros inovadores tinham superado Marconi, começando a mandar mensagens faladas e músicas através da energia de ondas longas. Seus experimentos chegaram a ponto de o governo norte-americano, em 1920, começar a licenciar estações comerciais de rádio. Enquanto isso, o Instituto Federal de Medidas e Padrões publicou instruções para a construção de rádios de galena caseiros. De um punhado de estações no início de 1922, o número de transmissores licenciados cresceu para quase seiscentas estações em todo o país apenas doze meses depois.

Uma das primeiras estações licenciadas foi a WDAF, tendo como proprietário e operador o *Star*. Os jornais foram pioneiros de destaque na radiodifusão, porque temiam que o rádio pudesse substituir seus produtos impressos. A "apresentação por telefone sem fio", anunciada em fevereiro, teve tanto sucesso que, por volta da época em que Charlie e seus amigos partiram para a Califórnia, a estação Kansas City deu início a transmissões regulares. Quando voltou para casa, Charlie construiu seu primeiro aparelho de rádio de galena.

Uma vez que as ondas sonoras foram abertas, as emissoras tinham que preenchê-las. A simples novidade do rádio podia garantir uma audiência, mas não seguraria os ouvintes por muito tempo. A WDAF logo descobriu um filão: os relatos diários das oscilações dos preços das *commodities* da Junta Comercial de Kansas City – milho, trigo, porco e assim por diante. Fazendeiros de milhares de quilômetros em todas as direções entravam em sintonia para uma informação tão vital. Em Detroit, a estação de rádio local cobriu uma luta de boxe de pesos pesados, e assim nascia a transmissão esportiva. Um evangelista de nome Paul Rader fez o primeiro sermão via rádio, acompanhado por uma banda de metais, na estação de Chicago. Ainda assim, era preciso algo mais, e isso aconteceu pouco após a volta de Charlie, quando o rádio encontrou o jazz.

Era uma noite de sexta-feira, dia 22 de setembro de 1922, algumas semanas depois do 17º aniversário de Charlie. A Junta Comercial estava fechada por ser final de semana, então a WDAF realocou seu equipamento móvel de transmissão para o Newman Theater, no centro de Kansas City, o mesmo lugar onde os primeiros curtas-metragens de Walt Disney tinham sido exibidos alguns meses antes. Quando o Newman não estava exibindo filmes, seu grande palco recebia *vaudeville*. Naquela noite, a principal atração era uma banda local chamada Coon-Sanders Novelty Orchestra, um grupo de nove integrantes liderados pelo duo de canto suave, o baterista Carleton Coon e o pianista Joe Sanders.

Havia músicos melhores na cidade, em especial Bennie Moten e sua Kansas City Orchestra, que lançou gigantes do jazz, tais como Bill "Count" Basie, Jimmy Rushing, Ben Webster e Walter Page. Eles inspirariam uma geração mais nova de músicos na cidade, que incluiu Mary Lou Williams, Lester Young e – o mais brilhante de todos – o deslumbrante e malfadado Charlie "Bird" Parker. Mas a banda Coon-Sanders era um grupo de músicos brancos tocando para plateias brancas, e, portanto, seguro para o rádio naquele auge da Ku Klux Klan. O grupo produzia um tipo dançante de jazz, estimulado por uma tuba e por batidas energéticas, pelas carícias de Coon na bateria e acelerado pelo dedilhar de um banjo.

Os ouvintes amaram o que ouviram. O show no Newman fez tal sucesso que a WDAF reservou a orquestra Coon-Sanders como uma atração noturna, transmitindo ao vivo o último show da banda no elegante Hotel Muehlebach. A princípio, o apresentador Leo Fitzpatrick mostrou-se cético quanto a pessoas que não fossem um "bando de notívagos" escutarem o show da meia-noite. Os notívagos revelaram-se um grupo numeroso.

Percorrendo as ondas sonoras claras o bastante para receptores tão distantes quanto no Canadá, o sinal da WDAF fez fãs onde quer que a banda fosse ouvida. Os músicos deram ao grupo o nome de "Coon-Sanders Nighthawk Orchestra" [Orquestra Notívaga Coon-Sanders]. Conforme mais e mais ouvintes descobriam os Nighthawks em seus rádios de galena e uma paixão por ouvir jazz tarde da noite enfeitiçava o país, a Coon-Sanders passou a ser conhecida como "a banda que tornou o rádio famoso". Logo as lojas se encheram de receptores de alta tecnologia, avanços elaborados sobre os aparelhos caseiros de galena, com estojos de madeira envernizada e recursos futuristas como "reostatos de filamento" e "*dials* de bobina de reação". As crianças imploravam permissão aos pais para ficar acordadas até tarde para ouvir a banda. O país todo parecia conhecer a letra de uma cantiga otimista, uma das primeiras músicas-tema na história da radiodifusão, escrita por Sanders, chamada "The Nighthawk Blues":

> *When Coon and Sanders start to play*
> *Those Nighthawk Blues you start to sway*
> *Tune right in on the radio*
> *Grab a telegram and say hello!*
> *From coast to coast and back again*
> *You can hear that syn-co-pated' strain*
> *It's fair to declare*
> *Listen to the Nighthawk Blues!*

Entre os devotos de fim de noite estava Charlie White, agora formado no Ensino Médio e cidadão do mundo. Como uma porção de jovens naquela fase da vida, ele tinha uma ideia de aonde queria ir, mas não tinha certeza de como chegar lá. Batendo o pé no ritmo dos Nighthawks sob o beiral do andar de cima da casa da Rua Campbell, Charlie teve uma revelação. A popularidade dos Nighthawks estava criando uma enorme demanda por bandas de música dançante e acelerada.

---

* Em tradução livre: "Quando Coon e Sanders começam a tocar / Aqueles Blues Notívagos você começa a balançar / Sintonize isso no rádio / Pegue um telegrama e diga oi! / De costa a costa e vice-versa / Você consegue ouvir aquela tensão sin-co-pada / É justo decretar / Ouça os Blues Notívagos!". [N.T.]

Se uma dupla de garotos de Kansas City podia se tornar a maior estrela do rádio, o que impedia Charlie? Ele podia formar uma banda, aprender o repertório dos Nighthawks e levantar a quantia necessária para a faculdade tocando jazz.

Só havia um problema: Charlie não sabia tocar nenhum instrumento. Nunca tivera paciência para aulas de piano, mas o talento musical era presente em sua família. Suas irmãs mais velhas formaram um trio popular, e uma delas tornou-se uma profissional qualificada. Na época dos filmes mudos, anteriores a 1927, todo cinema tinha um órgão ou um piano como equipamento padrão, no qual um pianista improvisava músicas de fundo para combinar com o drama que se desenrolava na tela. A irmã de Charlie foi uma das melhores musicistas de cinema de Kansas City.

Charlie comprou, de um colega do Ensino Médio, um saxofone tenor usado. O preço de venda incluiu um breve tutorial sobre o dedilhado e conhecimento suficiente do bocal para fazer a coisa soar. Charlie partiu dali. Enquanto escutava os Nighthawks, soprava baixinho em seu saxofone, imitando uma nota, depois outra. As notas se somaram até ele estar tocando junto.

Décadas depois, Charlie refletiu: "Quando não há um rendimento, você cria. Você descobre um trabalho". É claro que nem sempre é tão fácil. No entanto, ele tocou num ponto importante: os seres humanos têm mais criatividade, mais possibilidades do que a maioria de nós jamais se dá conta. "Toda criança é um artista", Picasso observou. Charlie descobriu o músico dentro de si e deu algum fôlego para aquela criatura. A transmissão noturna no WDAF foi seu aprendizado. "Eu escutava os

Coon-Sanders à noite e tentava tocar com eles", contou. "E aprendi a tocar sax. Nunca tive uma aula."

Enquanto isso, ele ganhou algum dinheiro no final do verão trabalhando mais uma vez como fura-greve na ferrovia. As tensões continuavam altas nos piquetes, mas Charlie armou um plano para atravessar com segurança. Ele tinha uma calça elegante de flanela branca, algo que um assistente administrativo bem vestido usaria no trabalho. Trajado de flanela, ele contrabandeava seu macacão de operário dentro de uma mochila e passava incólume pelos grevistas. "Eles diziam: 'Bom, esse garoto só está indo trabalhar no escritório", Charlie se lembrou. Uma vez lá dentro, ele vestia o macacão, trabalhava um turno, depois ia para o chuveiro. "Eu vestia minha calça de flanela branca e saía."

O dinheiro que a estrada de ferro pagou a Charlie naquele outono cobriu os custos no novo Junior College of Kansas City, uma espécie de pré-faculdade. Não vou entrar na história dos *junior colleges* aqui. Acredite em mim, esse é mais um exemplo de Charlie e o mundo moderno amadurecendo juntos. Para ele, o *junior college* era uma maneira acessível de dar início a seu objetivo de se tornar médico. E o que faltava nessa nova opção em termos de quadras gramadas e campanários, o *junior college* compensava em rigidez. "Foi a escola mais difícil que já frequentei. Era muito exigente", Charlie me contou certa vez. Talvez o corpo docente sentisse que tinha algo a provar. Os alunos, sem dúvida, sentiam isso. Charlie disse que os padrões eram tão altos, e os alunos tão empenhados, que quando, mais tarde, ele se transferiu para a universidade modelo do Missouri, achou o curso fácil, em comparação.

Toda meia-noite, lá vinha o saxofone para outra sessão prática como *freelancer* em potencial na Orquestra Nighthawk. Charlie começou a circular com o seu sax durante o dia, pronto para praticar em qualquer oportunidade. Um amigo seu estava aprendendo banjo; de vez em quando, numa noite quente, a dupla pegava o bonde para o extenso Swope Park, no sul da cidade, alugava uma canoa na casa de barcos e iniciava uma *jam session* flutuante na lagoa. Em dois anos, Charlie tinha um repertório de cerca de trezentas músicas.

Como ele havia previsto, começou a ganhar dinheiro. As bandas provisórias de Charlie eram um sucesso no circuito de dança do Ensino Médio. Os moleques perdoavam algumas notas erradas em troca de *covers* animados de músicas populares. Em 1923, o grande sucesso era um ritmo bem percussivo chamado "The Charleston", do grande compositor afro-americano James P. Johnson. A música deu origem a uma dança louca que apresentava um passo inventado na Carolina do Sul, com joelhos que se batiam e quadris que gingavam. Mas Charlie e os rapazes também conseguiam tocar um bom foxtrote e até uma valsa respeitável. Eram bons o bastante para conseguir um compromisso de uma semana no Main Street Theater, no centro da cidade.

Era uma grande época para ser jovem em Kansas City. Apelidada de "Paris das Planícies" pelo colunista amante de escândalos Westbrook Pegler, a cidade estava entrando numa fase escancarada, irreprimível, alimentada por um desprezo absoluto pela Proibição.* A família Pendergast,

---

* Período nos Estados Unidos, de 1920 a 1933, em que, por lei, proibiu-se a produção, a venda e o consumo de bebidas alcoólicas "em nome da moral e dos bons costumes". [N.T.]

de imigrantes irlandeses, selava o controle de sua máquina política por meio de filantropia objetiva, fraudes vigorosas nas eleições e assassinatos ocasionais. A extensão entre Memphis e Chicago e pontos mais a oeste podiam estar sóbrios e puritanos, mas na Kansas City do líder Tom Pendergast a festa nunca parava. "Se quiser ver algum pecado, esqueça Paris e vá para Kansas City", afirmaria posteriormente um escritor de Omaha em visita à cidade, o tipo de testemunho que fazia maravilhas para o turismo.

Kansas City era um lugar onde coisas importantes aconteciam com a maior rapidez. O empreendedor Jesse Clyde Nichols transformou as fazendas rotativas de criação de porcos ao sul da cidade em uma comunidade planejada de mansões imponentes e casas de luxo para banqueiros, advogados, comerciantes, fabricantes de roupas, corretores de grãos, operadores ferroviários, donos de frigoríficos, engenheiros, barões da madeira e industriais da cidade. Nichols planejou ruas curvas e sem saída, campos de golfe e de polo. Construiu o primeiro shopping a céu aberto do país, batizou-o de Country Club Plaza e encheu-o de estátuas europeias, fontes borbulhantes e uma torre inspirada na Catedral de Sevilha.

Na vizinhança de mentalidade tacanha de Nichols, nenhum afro-americano era bem-vindo; no entanto, a comunidade deles floresceu mesmo assim. Atraídos das fazendas sulistas para se juntar à Grande Migração,[*]

---

[*] A Grande Migração foi um movimento ocorrido basicamente entre 1910 e 1970, quando aproximadamente seis milhões de negros deixaram o sul do país e foram para o norte, oeste e meio-oeste. Os motivos principais desse êxodo foram escapar da violência racial e obter mais oportunidades econômicas e educacionais. [N.T.]

descendentes de escravizados prosperaram no lado leste de Kansas City. Um antigo cozinheiro de embarcação fluvial no Tennessee, Henry Perry, abriu um restaurante de carne defumada em uma velha garagem de bondes, dando origem ao culto ao churrasco na cidade. Ali perto, em 1920, um grupo de empresários de vários pontos do país se encontrou na Associação Cristã de Moços, do lado leste, para organizar uma liga profissional negra de beisebol, da qual o Kansas City Monarchs logo se destacou. Naquela época, uma pessoa poderia ficar na esquina da Rua 18 com a Vine e ver passar as figuras de destaque da vida afro-americana, porque todas vinham visitar (algumas vinham morar) o arremessador Satchel Paige, a contralto Marian Anderson, o muralista Hale Woodruff, o empresário Effa Manley, o autor James Weldon Johnson, o compositor Duke Ellington. Roy Wilkins, o escritor e ativista político destinado a liderar o NAACP [Associação Nacional para o Progresso de Pessoas de Cor], através do movimento de direitos civis, cobria a cena como jovem escritor para o influente *Kansas City Call*.

Para inúmeros jovens sonhadores, a cidade de Charlie era uma estação intermediária entre a fazenda e o futuro. O criador da Disneylândia disse ter se inspirado no Electric Park, o cintilante parque de diversões ao sul do centro da cidade. Walt Disney foi um dos milhares de visitantes vindos de pequenas cidades que viram, extasiados, quadros vivos emergirem de fontes borrifantes em um elevador hidráulico mágico. Ele estudou os jardins bem tratados que emolduravam os parques de diversões, andou no trem em miniatura que circulava pela área e ficou boquiaberto quando a noite se tornou uma fantasia de luzes piscantes e uma explosão de fogos de artifício.

Um adolescente do leste de Nebraska, Joyce Clyde Hall, chegou à Union Station com duas caixas de cartões-postais para vender. Essas duas caixas se transformaram no império de cartões comemorativos e papéis de embrulho Hallmark. A adolescente Nell Quinlan, da Kansas City rural, começou a costurar vestidos caseiros com um toque de estilo. Por muitos anos, sua empresa se tornaria a maior confecção de vestidos do mundo.

Assim era Kansas City após a Primeira Guerra Mundial: o melhor e o pior dos mundos, por assim dizer. Uma tela para sonhadores; uma pocilga para a corrupção e a Ku Klux Klan. Como Dickens escreveu sobre a França revolucionária – na verdade, sobre todos os lugares e todos os tempos –, os períodos de luz e os períodos de trevas eram tecidos juntos em um calendário eterno, no qual cada pessoa tinha o desafio de encontrar uma maneira honrosa de viver. Charlie apostou seu futuro na luz: "Se você for negativo, todo o seu corpo sofre. Uma pessoa negativa desmorona porque o alimento que é fornecido com otimismo não está presente". Um otimista não nega as trevas. Otimistas como Charlie recusam-se a afundar nelas, se esconder nelas, se render a elas.

Alguns amigos de Charlie do Ensino Médio eram agora estudantes da Universidade de Kansas na vizinha Lawrence, a oeste de Kansas City. Outros tinham se matriculado a algumas horas na direção oposta, na Universidade do Missouri. Devendo fazer a própria escolha, Charlie visitou a fraternidade Phi Kappa Psi, no Kansas, onde os estudantes o convidaram a se juntar a eles em um *tour* de serenata pelas irmandades. Noventa anos depois, ele ainda se lembrava das moças apontando e rindo quando um dos cantores parou para urinar nos arbustos. (Mesmo com a Lei Seca do Kansas, estado onde nasceu a cruzada antialcoólica de Carry Nation, a Proibição já era um fracasso.) Por fim, Charlie foi influenciado por um exemplo mais sóbrio: seu colega da escola dominical Charles Parker, destinado a uma Bolsa de Estudos Rhodes, no Missouri.

Parker era membro da fraternidade Beta Theta Pi, onde Charlie ingressou na turma de calouros logo após se inscrever na Universidade do Missouri, em 1924. O pior do trote, ele se lembrava tempos depois, aconteceu quando ele e dezenove colegas de juramento foram encarregados de apagar o fogo na lareira cuspindo água nele. O suprimento de água ficava dois andares acima. Os candidatos deveriam andar como patos o caminho todo. Subir e descer, subir e descer, subir e descer, com veteranos despejando água na boca deles no alto da escada. "Nós finalmente apagamos o fogo", Charlie se lembrou, "mas, no dia seguinte, nenhum de nós conseguiu ir à aula porque tínhamos rebolado para cima e para baixo daquelas escadas por tanto tempo que nossas pernas estavam rígidas."

Ele continuou: "Na chamada Semana Infernal das fraternidades, eles castigavam os calouros. Faziam os truques sujos mais medonhos. Qualquer coisa diabólica em que conseguissem pensar, faziam com você. Lembro-me que saíram comigo, à noite, para um cemitério a cerca de 20 quilômetros fora da cidade e disseram: 'Você tem que achar o nome e a data da morte desse cara'. Eles me deixaram por volta de meia-noite. Tive que vagar por todo o cemitério sozinho, olhando as lápides para conseguir o nome do sujeito que me mostraram, e depois caminhar de volta para a cidade. Acho que não eram 20 quilômetros, não sei. Provavelmente era só 1,5 quilômetro, mas para mim pareceram 20".

Charlie amava a vida com os Betas tanto quanto amava a fraternidade do Ensino Médio. E, depois do nível de exigência do curso preparatório para a faculdade, achou a universidade fácil. Seus estudos deixavam tempo de sobra para a música. Ele mantinha um livro didático ao lado da cadeira, enquanto se apresentava, e estudava entre as apresentações, ainda restando tempo para farrear com os amigos.

Períodos de trevas: o mesmo mundo que saudava Charlie podia ser fatalmente perigoso para os afro-americanos. Um ano antes de Charlie chegar ao Missouri, um faxineiro do *campus*, acusado de estupro, foi arrastado de sua cela na prisão por uma multidão bêbada e linchado em uma ponte próxima. Mais ou menos na mesma época, um professor do departamento de Sociologia foi agredido por negar, em uma palestra, a teoria de "raças puras" – antecedente intelectual do Holocausto por vir.

Para Charlie, assim como para a maioria dos estudantes, tais assuntos ficavam a um mundo de distância. Suas preocupações eram com coisas menos importantes, como o fato de não haver uma ponte que ligasse Columbia à parte de Kansas City que ficava ao lado do Rio Missouri. Se um bando turbulento de estudantes fosse para o oeste em busca de diversão, poderiam perder a última balsa na volta. Charlie se lembrava de chegar tarde demais, certa noite, e dormir no carro em meio a uma nevasca.

Após um ano despreocupado na universidade, Charlie qualificou-se para se inscrever na Faculdade de Medicina do Missouri. O processo era muito diferente da sequência atual de exames, requisições e entrevistas. Estudantes com os créditos exigidos de educação geral podiam se inscrever para formação médica como bacharelandos de nível superior. "Você apenas mandava a papelada."

A ideia de se tornar médico surgiu na mesa da pensão da mãe de Charlie, na qual ele ficou fascinado com as histórias dos médicos missionários. Seu sonho cresceu quando uma de suas irmãs se casou com um médico.

É natural olhar para um objetivo e pensar: "Pode não ser alcançável". O truque é ignorar o "não". Charlie tinha o dom de ignorar.

Sua formação como médico veio no umbral da Medicina moderna, entre a era de poções e a de sequenciamento de genomas. Para chegar ao futuro, a Medicina teve que escapar da fumaça do passado. Charlie estudou antes do surgimento dos antibióticos, quando as principais causas de morte nos Estados Unidos não eram problemas cardíacos nem câncer. Essas doenças matam, sobretudo, pessoas mais velhas, e quando Charlie era estudante, a maioria das pessoas não chegava à velhice. A maioria delas sucumbia à mesma doença viral e microbiana que perseguiu a humanidade por séculos e que, no entanto, permaneceu pouco compreendida e incurável. A mortalidade infantil nos Estados Unidos era desenfreada, acabando com uma a cada cinco vidas antes dos 5 anos. Os tratamentos cirúrgicos eram, na melhor das hipóteses, rudimentares, e raramente tinham sucesso prolongado. O papel das vitaminas e hormônios na química humana era apenas imaginado, nada sistematizado.

Quando Charlie era estudante, o médico mais conhecido em Kansas City era Arthur Hertzler. Formado em

Patologia por cientistas europeus proeminentes, fundou um hospital perto de Wichita, atendia pelo Kansas rural e viajava com frequência para lecionar em Kansas City. Até Hertzler, paradigma da prática médica do início do século XX, descreve em suas memórias uma impotência incômoda. A principal contribuição de um médico, ele escreveu, era sua conduta. Tendo visto inúmeras doenças, o profissional capacitado conseguia diferenciar pacientes passíveis de recuperação de pacientes com a probabilidade de morte iminente. A conduta de um médico ao lado de uma cabeceira poderia ajudar os pacientes e suas famílias a acelerar a recuperação ou a se preparar para o inevitável. Mas, quanto a atender às devastações da enfermidade, "mal consigo pensar numa única doença que os médicos de fato curaram naqueles primeiros anos", Hertzler escreveu. "Os médicos sabiam como aliviar o sofrimento, consertar ossos, costurar cortes e lancetar furúnculos em meninos pequenos."

Na falta de cura, os doentes procuravam charlatães e embustes. Em muitos aspectos, quando Charlie entrou no campo da Medicina, ela era um circo exuberante de incompetência. Os jornais das décadas de 1920 e 1930 publicavam "novos artigos" quase indistinguíveis do jornalismo verdadeiro em termos de tom e aparência, mas que eram, na verdade, propagandas de tônicos não regulamentados e cheios de álcool ou narcóticos. Esses elixires viciantes pretendiam tratar doenças que iam da perda de cabelo ao câncer, da gota à gonorreia, da flatulência a problemas cardíacos.

Os charlatães mais espetaculares combinavam imperícia com comunicação de massa, e prosperaram no Meio-Oeste assim como a soja e o pescado. É o caso de

E. Virgil Neal, de Sedalia, Missouri. Neal construiu um império de vendas por correspondência, comercializando comprimidos para aumentar a altura, o tamanho do busto e vencer todo tipo de reclamações não diagnosticadas. Chamou seu ingrediente milagroso de "ferro nuxado" (a "nux", *Nux vormica* [noz-vómica], continha traços de estricnina, altamente venenosa) e foi precursor em receber apoio de atletas célebres. Ty Cobb, do beisebol, e o boxeador Jack Dempsey divulgaram os poderes do ferro nuxado.

Norman Baker, de Muscatine, Iowa, foi outro grande charlatão. Depois de lançar a própria estação de rádio em 1925, Baker fermentou uma mistura tóxica de teorias conspiratórias e medicamentos patenteados – terebentina para tétano, cataplasmas de cebola para apendicite e um pó misterioso para tumores cerebrais. Insistiu em que os médicos licenciados eram corruptos e pregava nas ondas sonoras que os pediatras eram molestadores de crianças. "MD", neste caso, significava "mais dinheiro".*

Em 1929, Baker tomou conhecimento do trabalho do Dr. Charles Ozias, de Kansas City, que havia inventado um soro secreto que prometia curar o câncer, caso fosse injetado em tumores. Baker promoveu a cura em seu programa de rádio e logo estava dirigindo uma clínica contra o câncer, com cem leitos. Também promoveu outra "cura", inventada por Harry Hoxsey, de Illinois, a partir de uma velha receita da família. Pressionado sobre suas fórmulas em uma ação judicial, Baker admitiu que

---

* A sigla "MD" significa, em inglês, "medical doctor", ou seja, aquele que é diplomado como médico. [N.T.]

fermentava cravo, cabelo de milho e sementes de melancia em água, tal como aconselhado por Hoxsey.

Baker acabou se mudando com sua clínica, sua audiência radiofônica e suas sementes de melancia para um enorme hotel vitoriano no alto de uma colina na cidade termal de Eureka Springs, Arkansas. Pintou o saguão de roxo para combinar com sua limusine e aparelhou seu consultório com vidro à prova de bala. Uma ala do hotel era à prova de som, de modo que os novos pacientes não pudessem ouvir os gemidos agonizantes dos moribundos enganados.

Um charlatão ainda maior – e uma celebridade maior – foi John Romulus Brinkley, que operava uma estação de rádio e uma clínica em Milford, Kansas. Licenciado em "medicina eclética" (o que quer que fosse isso), Brinkley se apropriava de curas onde as encontrasse: no folclore esquecido, em receitas de infusões de ervas, emprestando de quiropráticos, osteopatas, homeopatas e curandeiros mais exóticos. Sua guinada marcante foi a ideia de transplantar testículos de bode em homens impotentes. "A idade de um homem se mede pelas glândulas", Brinkley afirmava.

Ele conquistou inúmeros seguidores – entre as maiores audiências no país – intercalando papos sobre sua "Cura da Glândula Caprina" com sermões fundamentalistas, reclamações contra elites e histórias para a hora de dormir das crianças. A minúscula Milford encheu-se de homens de todo o país dispostos a pagar 750 dólares por implantes de testículos de bode. O número cresceu quando Brinkley "descobriu" outras aplicações para seus transplantes entre espécies. Supostamente, as gônadas de bode curavam diabetes, pressão alta, epilepsia, surdez, paralisia, infertilidade feminina, obesidade e demência.

Tanto Baker quanto Brinkley foram alvo da Associação Médica Americana, que Brinkley chamava de "Associação dos Açougueiros Amalgamados". Perseguidos nos Estados Unidos na década de 1930, os dois instalaram novas estações de rádio, dez vezes mais potentes do que as permitidas pelas leis americanas, na cidade fronteira de Villa Acuña, México. Os alambrados da região zumbiam sob a potência dos sinais. Faturando, supostamente, milhões por ano nos abismos da Depressão, nenhum deles resistiu a voltar aos Estados Unidos em busca de um cargo público. Norman Baker perdeu sua candidatura ao senado em Iowa, e Brinkley ficou muito abaixo em sua campanha para governador do Kansas.

Era essa a fronteira selvagem de charlatanice que a formação médica de Charlie pretendia subjugar. Mas, quando tive chance de examinar as bem conservadas anotações de suas aulas, fiquei chocado com o exíguo arsenal que ele recebera. Os estudantes de Medicina da década de 1920 memorizavam os nomes e sintomas de centenas de doenças e distúrbios, mas os tratamentos que aprendiam quase nunca eram equivalentes aos problemas. Quer estivesse estudando ferimentos ou tuberculose com o Dr. Buchbinder, cirurgia com o Dr. Shrager, ou neurologia com o Dr. Pollock, quer o assunto fosse sífilis ou mordida de cobra, tumores nasais ou diarreia, o ponto fraco era sempre o mesmo: sem cura.

Por exemplo, Charlie aprendeu as seguintes terapias possíveis para gonorreia: pomada de nitrato de prata, injeções intravenosas de mercurocromo, injeções intramusculares de leite esterilizado e massagem na próstata. A remoção das amígdalas era aconselhada como tratamento para "reumatismo, doença coronária, doenças das juntas, oculares, auditivas, renais e gastrointestinais etc.". Charlie anotava com cuidado. Cocaína numa solução *spray* era recomendada para resfriado comum. Não é de estranhar que tantos pacientes fossem suscetíveis aos afagos de curandeiros de rádio que divulgavam teorias conspiratórias sobre médicos tramando para manter os pacientes doentes. "Tudo o que podíamos fazer era sentar ao lado dos nossos pacientes e rezar", Charlie admitiu bem mais tarde.

Não que ele fosse um cristão fervoroso. Seu professor de Anatomia era Edgar Allen, um bioquímico celebrado que tinha o nome gravado na história médica por isolar o hormônio feminino estrógeno e documentar seus efeitos. Os alunos ficavam admirados com os feitos de Allen e com sua habilidade como capitão de veleiro. No entanto, nem a reputação do bioquímico foi suficiente para controlar o apetite de Charlie por brincadeiras de mau gosto. "Certa noite", ele se lembrou, "pegamos um dos cadáveres de macaco que ele usava para seus estudos de estrógeno. Cozinhamos aquele cérebro e cada um de nós deu uma provada." Depois de uma breve reflexão, Charlie acrescentou: "Naquela época, os estudantes de Medicina eram um bando maluco e imprevisível".

O ponto alto de seus estudos na graduação foi o exaustivo curso de Patologia do Dr. Marcus Pinson Neal, que para Charlie começou em 1º de fevereiro de 1927. Neal era um sulista de fala mansa, criado no Alabama e educado na Virgínia, com um rosto longo e aristocrático e óculos pequenos, de aro de aço. Charlie chegava à aula com cerca de duzentas páginas pautadas em branco, presas em seu fichário coberto por uma lona, e assim que se sentava sua caneta corria para acompanhar o professor. Segundo os cabeçalhos das anotações de Charlie,

Neal começou com "História e Definição" de patologia – o estudo da doença – e logo avançou pelas "Mudanças etiológicas, circulatórias, mudanças retrógradas, anomalias e anormalidades, inflamação, venenos, mortes súbitas, doenças infeccionas, doenças gerais, tumores, órgãos formadores de sangue, o sistema circulatório, nódulos linfáticos, o baço, o sistema respiratório, o sistema digestivo, o pâncreas, o fígado, os órgãos urinários, os órgãos reprodutivos masculinos, os órgãos reprodutivos femininos, músculos, ossos, juntas e o sistema nervoso", tudo conduzindo, em quatro meses intensos, a um esmagador exame final.

Numa escrita organizada e cuidadosa, cobrindo frente e verso, Charlie reuniu quase quatrocentas páginas de anotações detalhadas, descrevendo os sintomas, tratamentos e prognósticos de todas as doenças e lesões conhecidas. Neal explicou como tomar o histórico de um paciente. Orientou sobre a maneira apropriada de fazer um exame geral (com atenção especial ao realizar um exame retal em um "clássico paciente nervoso").

Charlie aprendeu a tratar ferimentos. ("Em ferimentos oleosos, para remover a oleosidade, use terebentina ou gasolina, que também funcionam como agentes esterilizadores.") Aprendeu a lancetar e secar furúnculos e a remover cirurgicamente seu primo mais perigoso, o carbúnculo. Para infecções, foi ensinado a prescrever "helioterapia" – ou seja, luz do sol –, e para trombose, aprendeu a receitar um mês na cama, "absolutamente quieto". Charlie aprendeu a dar café aos pacientes em choque e supositórios de ópio aos pacientes com hemorroidas. Mercúrio, elemento altamente tóxico, era o tratamento preferido para uma ampla gama de doenças. Charlie e um colega, aspirando à clínica geral, foram incentivados a experimentar com imunologia, estimulando "vacinas autógenas" para uma variedade de indisposições. Não era um método complicado, nem muito eficiente. Os futuros médicos aprenderam a extrair material infectado de um órgão enfermo ou ferimento e a dissolvê-lo em solução. A mistura resultante era injetada de volta no paciente, na esperança de provocar a resposta imune.

Semana após semana exaustiva, Charlie absorvia os conhecimentos, bem como os erros e pontos cegos da profissão escolhida. Quando o professor Neal terminou sua última aula, Charlie percorreu as anotações com todo o cuidado, preparando-se para o exame final. Em última análise, seu fichário revestido de lona era um compêndio para o clínico geral do final da década de 1920; continha, no mínimo, uma panaceia mal concebida para toda particularidade médica provável de ser encontrada, de constipação a câncer ou gonorreia; de fraturas de ossos a tuberculose ou a icterícia do bebê.

Charlie pagava suas contas com uma pequena mesada de casa e com o dinheiro ganho com seu saxofone. "Eu tinha as sextas e os sábados todos ocupados", ele contou, lembrando-se de bailes estudantis sem fim. "Todas as tardes de sexta-feira, eu tocava em chás dançantes nas irmandades e tudo o mais. Acho que conheci todo mundo das fraternidades masculinas e femininas; a gente os conhecia porque tocávamos em suas festas."

Em uma conclusão típica de Charlie, ele acrescentava: "Foi uma bela vida".

No dia da formatura, em 1927, Charlie recebeu seu diploma de graduação em Medicina pela Universidade do Missouri. Tinha 21 anos. Por motivos perdidos no tempo, sua mãe não conseguiu comparecer à cerimônia. Em vez disso, ela lhe enviou uma carta.

Passei a admirar muitas coisas em Laura White. Seu mundo foi estilhaçado com a morte prematura do marido, mas ela encontrou a determinação para manter sua grande família. Charlie a adorava. Tínhamos pouco tempo de amizade quando ele me contou, com orgulho, que ela havia sido nomeada "Mãe do Ano", por sua habilidade em equilibrar trabalho, fé e maternagem. No entanto, pelos padrões de hoje, ela poderia parecer quase negligente. Na lembrança de Charlie, os cuidados maternos resumiam-se a um único conselho geral: "Faça apenas o que for certo". Essa simplicidade é muito distante da minha própria geração de pais superprotetores. Meus erros de parentalidade (e cometi vários) derivam do envolvimento excessivo, e não de uma negligência benigna.

A fé de Laura White em que seu filho faria a coisa certa e a crença em sua desenvoltura alimentou a confiança de Charlie. Agora percebo isso. As crianças precisam de espaço para fazer as próprias escolhas, aprender as próprias lições, sofrer as próprias consequências e sacudir a poeira. Talvez seja esta a lição mais difícil para os pais superprotetores de hoje: Laura White criou o filho como se o mundo fosse, acima de tudo, um lugar seguro e controlável. Fez isso apesar da violência grotesca que matou seu marido. Por meio dela, Charlie absorveu a fé em que as coisas acabariam bem.

Entendi isso melhor após a morte de Charlie. Entre suas coisas estava a carta que Laura mandou para o dia da sua formatura, na qual se esforçou em ser mãe e pai para um rapaz que precisava dos dois. Escreveu:

Meu abençoado menino,

Sinto que preciso lhe enviar uma cartinha de amor em seu dia de formatura, já que não posso estar com você. Tenho certeza de que sabe que o amor mais profundo e os sentimentos mais amorosos da mãe estão com você, e para ela este é um dia de orgulho e felicidade. Andei pensando em como seu pai teria ficado orgulhoso neste dia em sua vida. Ele sempre disse que você deveria ter formação universitária, e acredito que saiba, querido, que junto com minhas esperanças e meus sonhos para você, carreguei em meu coração os desejos dele de que você pudesse se preparar para fazer o melhor da sua vida. Ele tinha grandes ideais e ambições para seu filhinho, e dizem que todo bom pai quer que o filho se torne o homem que ele esperava ser. Você foi o orgulho da vida dele desde o momento em que a enfermeira o colocou em seus braços, até ele partir.

Minha oração tem sido — e a dele, meu querido — para que você viva, aja corretamente, e assim planeje os dias da sua vida que trarão realização a você e a todos os que o amam e acreditam em você. Escolheu uma profissão nobre, uma maneira moralmente adequada de trabalhar, e será fiel a suas melhores tradições. Lembre-se: em toda profissão, bem como em toda vida, existe um caminho nobre e um caminho inescrupuloso, e alguns tomarão o primeiro, outros tomarão o segundo; no meio, no enevoado, vibra o restante da correnteza, para lá e para cá.

É difícil expressar os sentimentos mais profundos do coração, mas tenho certeza de que sabe que eu o amo, acredito em você, tenho alegria com você, rezo para que lhe aconteça o melhor que seja para seu próprio bem. Este pode não ser um dia memorável para você, mas, em retrospecto, cada vez mais ele se tornará isso.

Charlie guardou essa carta por oitenta e sete anos. Com frequência, mencionava seu tom caloroso com a passagem das décadas. A carta estava por perto quando ele deu seu último suspiro. Sua mãe acreditava nele, alegrava-se com o filho, e Charlie havia tomado o caminho nobre, como ela esperava.

Ele agira de acordo.

SETE

Charlie estava em algum ponto entre a meninice e a idade adulta, na estranha fronteira da adolescência, quando Lyle Willits começou a aparecer na casa da rua Campbell para namorar sua irmã mais velha. Havia algo bem sedutor em Willits, porque sua irmã não foi a única a cair no feitiço do seu charme. O mesmo aconteceu com Charlie.

Willits tinha nove anos a mais que ele, em uma época da vida em que essa diferença é tudo, principalmente para um menino órfão de pai, com necessidade de passos a serem seguidos. A importância dessa amizade e desse exemplo pode ser percebida no fato de que Charlie começou a construir seu futuro no esquema de seu cunhado mais velho. Willits era um jovem médico, o que levou Charlie a acreditar que também poderia ser um. Willits era pós-graduado na Faculdade de Medicina da Universidade Northwestern, em Chicago; então, quando sua graduação se aproximava do fim, Charlie também voltou sua atenção para a Northwestern. Para seu desânimo, a instituição não o aceitou.

O que aconteceu em seguida foi algo típico de Charlie White. A rejeição foi um golpe duro, mas não o deixou impotente. A decepção poderia ser transformada em desafio, em uma chance para testar sua própria força. Embarcou em um trem para Chicago, encontrou o caminho para Evanston e localizou o escritório do reitor da faculdade de Medicina. Embora não tivesse agendado, Charlie se anunciou na recepção e se sentou para esperar até que o reitor o recebesse.

Imagino a expressão perplexa do diretor quando sua assistente informou que um rapaz persistente do Missouri havia se plantado na sala de espera. É claro que o homem foi levado pela curiosidade, porque Charlie foi recebido. Falando rápido, ele explicou por que recusá-lo seria um erro. Talvez Lyle Willits o tivesse preparado, encorajando-o a sentir que estava à altura dos rigores da Northwestern. Certamente levara seu registro no Missouri como prova de seus hábitos de estudo. O que quer que Charlie tenha dito, funcionou. Ele conseguiu entrar.

Meus filhos e eu discutimos esse resultado. Eles me disseram que ninguém mais consegue o que deseja pelo contato frente a frente. A procura de emprego, as relações sociais e a busca de oportunidades, tudo acontece on-line. Você preenche um formulário eletrônico, coloca um currículo digital, clica no botão e aceita sua sina. Mas não sei bem se acredito nisso. A tecnologia muda, mas as pessoas, não. O toque humano sempre fará diferença. Um jovem empenhado, que apresente seu caso com segurança, tem tanta força agora quanto um século atrás. Talvez não seja mais possível usar de persuasão para cursar Medicina numa faculdade de elite, mas você ainda pode ser seu melhor advogado. Ninguém mais fará isso tão bem. Quanto ao risco de rejeição, Charlie já havia sido rejeitado. Ele só tinha a ganhar indo à sala do reitor.

Existe uma história real sobre Kris Kristofferson, o cantor e ator que acabou no *hall* da fama da composição. Quando voltou para casa, vindo do Vietnã, ainda jovem, não tinha nada além de sua formação como piloto de helicóptero e uma vigorosa fé em si mesmo. Acreditava que as músicas que estava escrevendo mereciam atenção, mas o mundo se recusava a notar isso. Pegou um helicóptero emprestado, voou para os arredores de Nashville e aterrissou no gramado do astro Johnny Cash. Quando Cash saiu para ver o que estava acontecendo, Kristofferson lhe entregou uma gravação das suas músicas.

Esse tipo de atitude estava no espírito de Charlie White.

Aos 17 anos, vivi um momento semelhante ao de Charlie. Fiquei sabendo de um trabalho para digitar estatísticas esportivas e escrever histórias curtas nas noites de final de semana, no departamento esportivo do jornal local, o *Denver Post*. Ligar para o editor de esportes pedindo uma entrevista foi a coisa mais difícil que já fiz. Estava apavorado. O telefone ficava na parede da nossa cozinha, com o fone ligado à base por um longo fio enrolado. Quando levantei o fone para fazer a chamada, pareceu que ele pesava duzentos quilos. Cada número que eu discava era mais um convite à desistência.

Uma voz áspera atendeu, e minha garganta apertada mal pôde soltar uma palavra. Depois que o editor me dispensou – um garoto do Ensino Médio pedindo trabalho em um jornal de cidade grande! –, voltar a ligar para ele alguns dias depois foi ainda mais difícil. Ligar pela terceira vez foi pura tortura. Mas a terceira ligação me valeu uma entrevista, e a entrevista me trouxe o trabalho, e o trabalho levou à minha carreira.

A decepção é uma daquelas coisas que estão fora do controle de uma pessoa, e portanto, para um estoico, é indigna de atenção. Mas Charlie conseguiu controlar sua reação ao desapontamento. Escolheu persistir. Poderia se defender melhor do que apenas sua inscrição havia feito. Então, em busca da recompensa que procurava, correu o risco de uma decepção maior. E chegou o dia, em 1927, em que Charlie White entrou na Faculdade de Medicina da Universidade Northwestern, aos 22 anos, e logo se pôs a trabalhar, cumprindo suas promessas ao reitor.

Tudo o que ele tinha contado ao homem se mostrou correto: Charlie era esperto, trabalhava bastante e se dava tão bem com seus colegas que o reitor nunca teve motivo para lamentar sua decisão. A prova estava nas notas de Charlie no primeiro ano.

Em Obstetrícia, a arte médica de fazer um parto com segurança (e assuntos relativos a saúde reprodutiva): A

Jurisprudência médica: A

Neurologia: A

Pediatria: B

Dermatologia: B

E assim por diante.

Ainda que a princípio sua admissão tenha sido negada, Charlie acabou bem acima da média da classe.

A essa altura, os estrondosos anos 1920 estavam em pleno esplendor, e todas as noites de sexta-feira e sábado Charlie podia ser visto em um palco, com seu saxofone, em algum lugar de Windy City. Suas inspirações musicais, os Coon-Sanders Nighthawks, haviam mudado sua base de operações para Chicago, onde se sabia que a banda estava entre as preferidas do mafioso Al Capone. Charlie continuava estudando entre as apresentações.

Para ganhar um dinheiro extra, ele também assumiu turnos como atendente de ambulância da cidade – a versão da década de 1920 dos atuais paramédicos. Numa noite maluca na Chicago de Capone, sua ambulância foi chamada para uma cena de tiroteio no mundo do crime. Um gângster estava caído na calçada com um caso grave de envenenamento por chumbo. A companheira do homem, desesperada, implorava para Charlie fazer alguma coisa. Quando o aspirante a médico se ajoelhou ao lado do gângster e checou seu pulso trêmulo, ficou óbvio que não havia esperança. Uma grande poça vermelha contava a história.

"Ele não vai conseguir sobreviver sem uma transfusão", avisou Charlie, embora naquela época fosse possível colocar tudo o que os médicos sabiam sobre a ciência elementar de transfusão de sangue em duas fichas de arquivo, com espaço sobrando para uma lista de supermercado. Às vezes, uma transfusão funcionava. Em outras, o novo sangue parecia provocar uma reação tóxica. Os pesquisadores ainda estavam descobrindo os detalhes do tipo sanguíneo.

A namorada do gângster se ofereceu para pagar bem por um heroísmo de última hora. Assim, procurando no material da ambulância, Charlie encontrou um tubo de borracha comprido e duas agulhas intravenosas. Enfiando uma agulha em seu próprio braço e a outra no braço do homem agonizante, Charlie e a mulher observaram enquanto o tubo se enchia com o sangue do futuro médico. Nunca saberemos se o paciente e seu pretenso curandeiro tinham tipos sanguíneos compatíveis, porque o experimento arrojado não conseguiu salvar o ferido.

Mas a namorada enlutada comoveu-se com a tentativa e, cumprindo o prometido, exibiu um maço de dinheiro do qual tirou uma soma generosa, pressionando as notas na mão de Charlie.

Foi uma sorte, porque ele já tinha em mente um uso para o dinheiro. As férias de verão se aproximavam, e recentemente Charlie tinha visitado o escritório de um navio de cruzeiros pelo Pacífico, em Chicago, oferecendo uma banda para sua próxima viagem. A proposta foi aceita, e Charlie não teve problema em encontrar músicos dispostos a passar o verão navegando de Seattle para o Japão, depois para a China, e de volta. Os salários eram baixos, mas a passagem era de graça e a comida, abundante. Melhor ainda: sabia-se que os passageiros passavam o chapéu para gratificar a banda ao final de cada viagem.

Somente depois que o acordo foi finalizado é que Charlie percebeu uma ponta solta: a passagem de trem de Chicago para Seattle. Ora, como uma prece atendida, ele tinha um maço de dinheiro ainda quente, vindo das mãos da namorada de um morto. Era mais do que o suficiente para cobrir a viagem.

Charlie manteve um diário daquela viagem, que ainda estava entre suas coisas quando ele morreu, mais de oitenta e cinco anos depois. Antes de partir, ele anotou, nas primeiras páginas, a letra de umas duas dúzias de músicas das quais gostava, a maioria delas lenta e sentimental. Esse guia era uma compilação de músicas populares nas rádios e em discos de 78 rotações. Imagino que quisesse ter à mão uma lista de canções que sua banda pudesse tocar e cantar, caso faltassem pedidos da plateia. "Little Log Cabin of Dreams" foi o último sucesso do astro Paul Whiteman. "Nobody's Sweetheart" era a preferida de todos, incluída por uma banda atrás da outra. "Russian Lullaby" era uma valsa sonhadora, recém-composta pelo gênio Irving Berlin. E assim por diante.

As páginas posteriores, marcadas com as datas do verão, esforçavam-se para conter o registro feito por Charlie da importante aventura; a banda tocava em todo jantar formal, todo chá dançante vespertino e todo *brunch* dominical. Na primeira semana no mar, Charlie listou cada porção de comida da cornucópia do navio, até que uma tempestade agitou alguns dias com ondas revoltas, e o enjoo acabou com sua paixão pelo menu. Depois disso, entre os bailes, ele passou mais tempo em seu beliche, mergulhado em um romance popular do escritor britânico Philip Gibbs, chamado *Young Anarchy* [Jovem anarquia].

Publicado um ano depois de *O grande Gatsby* e abordando alguns temas semelhantes como perda de raízes e moral perturbada, o livro atingiu um tom de pessimismo que seria, por várias vezes, recorrente na cultura ocidental ao longo da vida de Charlie. Os jovens haviam perdido suas amarras. Valores e virtudes eram coisas do passado. O mundo estava a caminho de uma rápida deterioração. Certa vez, o autor de Gatsby falou da "geração [de Charlie] crescida para encontrar todos os deuses mortos, todas as guerras enfrentadas, toda fé no homem abalada". Em *Young Anarchy,* Gibbs descreveu uma crise de confiança parecida: algo "destroçado […] na mente dos homens – tradições de pensamento antigas, os fundamentos da fé, muitas esperanças e ilusões na alma da humanidade, a antiga disciplina da vida social".

Quando folheei seu diário bem conservado, as horas de Charlie no beliche com o romance de Gibbs chamaram minha atenção. Assim como ele, meus filhos tinham ficado adultos em um período de desilusão e pessimismo. Por mais que as coisas pareçam tenebrosas na década de 2020, não são mais tenebrosas do que na década de 1920. Acredito que Charlie teve a reação certa. Aproveitou o romance, ainda que não pudesse comungar da visão negativa do autor. Durante sua vida, Charlie nunca imaginou que as coisas fossem piores – ou melhores – do que de fato eram, porque aprendera muito cedo que a vida nunca é tão segura quanto poderíamos pensar, nem tão sem esperança como poderia parecer.

O navio atracou na agitada Yokohama, no Japão, onde Charlie e seus parceiros viram o estrago causado por um recente e catastrófico terremoto. De lá, navegaram para Manila, onde Charlie observou, deliciado, cinco rapazes pretensiosos de Yale não "conseguirem grande coisa" com as moças no salão de dança. Quando o navio chegou a Hong Kong, Charlie teve os pulmões tomados por um resfriado terrível, além de uma sinusite. No final de agosto, os viajantes voltaram para Honolulu, ainda tocando em suas apresentações regulares e aceitando, com satisfação, as gorjetas dos passageiros em cada porto. A essa altura, Charlie tinha pressa em chegar em casa, para uma breve parada em Kansas City, antes de retornar para seu último ano na faculdade de Medicina.

O cruzeiro para a China foi uma viagem gloriosa que abriu os horizontes de Charlie, mas não acho que tenha mudado sua vida. A aventura asiática foi outra versão de sua odisseia californiana no Ford modelo T. Um rapaz mais protegido, chegando aos 23 anos, poderia precisar ter os olhos abertos, mas àquela altura Charlie estava alerta e animado.

Muitos anos antes, ele havia decidido como enfrentaria o mundo. Quando menino, começou a narrar uma história sobre si para si mesmo, uma história de coragem e sucesso, e agiu sob essa premissa até ela se tornar realidade. Entendeu que, quer naveguemos para um novo continente, ou apenas viajemos de um dia para outro, estamos sempre nos dirigindo para o desconhecido. Charlie tinha aprendido a tratar o desconhecido como amigo, até que a vida o convencesse do contrário. Embora vivesse até uma idade extraordinária, isso nunca aconteceu.

A experiência nos molda. E nós moldamos nossas experiências transformando-as em nossas histórias de vida. Atribuímos significados a elas. Como escreveu o poeta e. e. cummings, cuja estrela estava em ascensão no final da década de 1920: "Desde que acreditemos em nós mesmos, podemos arriscar a curiosidade, a surpresa, o prazer espontâneo, ou qualquer experiência que revele o espírito humano".

Desde que acreditemos...

Após a Northwestern, Charlie voltou para casa, para sua residência – último passo para seu objetivo de se tornar médico. Lyle Willits incentivou-o a buscar uma oportunidade no Hospital Geral de Kansas City, uma das primeiras instituições do país a garantir tratamento sem se importar com as condições financeiras do paciente. O enorme edifício de tijolos e calcário ficava em uma colina a menos de dois quilômetros da casa da rua Campbell. Charlie deve ter passado por lá muitas vezes quando ia e voltava do centro da cidade. No entanto, quando passou pela porta, pela primeira vez como médico, deve ter lido com novos olhos os dizeres de Shakespeare inscritos na pedra ao alto: "A qualidade da misericórdia não se impõe: ela cai como a doce chuva do céu sobre a terra abaixo".

Construído a um custo de cerca de meio milhão de dólares, mais ou menos na época em que Charlie nasceu, o Hospital Geral de Kansas City vangloriava-se de algumas dependências modernas, tais como uma fábrica de gelo e uma ala separada para crianças infectadas. (Uma amiga que fiz na cidade me contou sobre sua luta pela vida, quando criança, sofrendo de meningite naquela ala isolada. Foi uma história desesperadamente solitária.)

O hospital aceitava todos os que chegavam e tratava a maioria dos casos urgentes da cidade. Charlie recordava que era o único hospital de Kansas City equipado para lidar com emergências. Como um dado a mais para a excitação dos médicos em formação, seus residentes trabalhavam nas ambulâncias da cidade. Entre o trabalho no hospital e em campo, ficavam tão ocupados que a instituição mantinha um dormitório para eles no 5º andar. Os residentes viviam seu trabalho. E não havia facilitações nisso: eram jogados no fundo das águas médicas, para afogar ou nadar. "Eles nos atribuíam muita responsabilidade para fazer as coisas", Charlie lembrou-se, feliz, acrescentando: "Se pudéssemos lidar com ela".

Como instituição pública de uma cidade em efervescência, o Hospital Geral tratava todos os tipos de doenças e ferimentos. Charlie estava ansioso para ver e experimentar tudo, da sala de cirurgia para "casos obscuros" aos quartos de quarentena para vítimas de epidemias sazonais; do pavilhão da maternidade à sala de emergência, onde homens rudes chegavam feridos a bala ou por lâminas.

Com frequência, ele contava uma história que captou sua impaciência por aprender. Numa manhã de sábado, Charlie e os outros residentes foram chamados a uma sala de cirurgia pelo Dr. Underwood, para aprender a técnica, de suma importância, da extração de amígdalas. Como todos os médicos de seu tempo, ele tinha aprendido que uma longa lista de moléstias tem suas causas relacionadas às amígdalas. Acreditava-se que a remoção do minúsculo órgão da garganta fosse um botão de recuperação da saúde humana. Portanto, não havia lição mais prática do que aquela que estavam prestes a receber.

Mas quando os residentes se reuniram para absorver essa informação, o Dr. Underwood anunciou, com pesar, que o paciente tinha deixado de comparecer, conforme previsto. A excitação desapareceu da sala. Então, Charlie anunciou: "Eu ainda tenho as minhas". Por um momento, o cirurgião pareceu não entender. "O senhor pode tirar as minhas amígdalas", Charlie ofereceu-se, tirando o paletó e afrouxando o colarinho.

Subindo na mesa de cirurgia, ele se colocou em posição, enquanto procuravam um espelho. Assistiu à cirurgia pelo espelho, enquanto seus colegas aglomeravam-se em volta de sua boca aberta. "Era esse o tipo de vida que a gente levava. A gente não se preocupava com coisas malucas", revelou Charlie, encantado ao ver em meu rosto o quanto essas coisas soavam insanas.

"Na maior parte do tempo", ele continuou, "os residentes eram ainda mais espontâneos e ainda menos supervisionados. A gente simplesmente ia em frente e fazia as coisas por conta própria", contou. "E, na maioria das vezes, dava certo."

Adorava contar a história de um paciente que chegou ao hospital com o braço pendendo, flácido, por causa de uma junta deslocada no ombro. O diagnóstico foi fácil, mas nenhum dos residentes tinha recolocado um ombro deslocado antes. Anestesiaram o homem com éter e puseram mãos à obra. "Não conseguimos reduzi-lo", Charlie lembrou-se, usando a linguagem de médicos para dizer "recolocar as peças de um traumatismo de volta no lugar". "Nós três tentamos e não conseguimos." O braço continuava pendurado.

Engolindo o orgulho, os rapazes chamaram o plantonista do hospital. "Ele veio na mesma hora. Olhou para nós. O paciente continuava dormindo. Ele colocou o braço no lugar, o que pareceu muito fácil, e foi embora."

Os residentes se espantaram. Olharam o paciente ainda dormindo, sem sentir nada. "Nós nos entreolhamos novamente e dissemos: 'Sabe, agora a gente consegue fazer isso'."

Então, Charlie e os outros decidiram tentar a manobra mais uma vez. Tiraram o ombro do encaixe. O paciente, sedado, continuou dormindo. "Tentamos, tentamos, tentamos, e não conseguimos colocá-lo de volta pela segunda vez." Não importava o modo como forçavam o braço: não conseguiam reproduzir o movimento natural do médico veterano. Vencidos, os residentes chamaram outra vez o homem mais velho.

"Ele veio e recolocou o braço no lugar", Charlie contou. E enfim os residentes descobriram os limites de sua autonomia no hospital. "Ele olhou para nós três e disse: 'Agora, rapazes, deixem este homem em paz'."

Por fim, cada residente foi designado para um mês de visitas a domicílio, sozinhos. Pacientes da cidade, muito doentes ou incapazes de ir ao hospital, ligavam para a central telefônica pedindo um médico. O residente em "serviço" recebia um automóvel (chamado de "carro doente") e um motorista que conhecia cada canto da cidade. Com uma maleta cheia de instrumentos e os remédios rudimentares disponíveis, Charlie partia toda manhã para a primeira das que seriam vinte ou vinte e cinco chamadas até o final de um longo dia. Depois, recomeçava no dia seguinte. "Foi um bom aprendizado", ele refletiu. Por exemplo, Charlie aprendeu a diferenciar um apêndice perfurado de uma dolorosa pedra no rim, chamando uma ambulância no primeiro caso e prescrevendo aspirina, líquidos e muita coragem no segundo.

Acima de tudo, aprendeu a ter humildade, porque logo descobriu o quanto sua formação médica tinha pouco a oferecer para a maioria dos pacientes. Charlie podia drenar um furúnculo doloroso, untar uma queimadura tópica, suturar um corte feio, mas a verdade era que, a maior parte do que diagnosticava, ele não conseguia curar. Ainda não haviam sido descobertos os antibióticos e outros medicamentos avançados. Um rudimentar raio X era o limite máximo da imagem interna. Charlie consertava fraturas pelo tato, sem nunca ver os ossos debaixo da pele. E consertou vários, porque as pessoas continuavam quebrando rotineiramente os braços, os pulsos ou as mãos quando seus automóveis a manivela contra-atacavam. Ele carregava ataduras e gesso na maleta, para fazer moldes protetores.

Seguiu em frente, armado com a teoria da "contrairritação". Para combater uma infecção, dizia a teoria, um médico deveria provocar o sistema imunológico. Uma das técnicas usuais era o emplastro de mostarda. Na cozinha da casa do paciente, o residente em visita misturava mostarda em pó e farinha e juntava o pó com água morna, fazendo uma pasta, que espalhava sobre o peito do paciente. Ajudava? Era o melhor que eles tinham.

Charlie não acalentava ilusões. Logo concluiu que o máximo que um médico poderia oferecer era a garantia de que, na maioria dos casos, com repouso na cama, alimentação adequada e muito líquido, a natureza gradualmente realizaria a cura. "Era, principalmente, um tratamento de apoio, ajudando-os e tentando deixá-los confortáveis enquanto o corpo sarava sozinho", Charlie contou.

Os residentes também desempenhavam a função de promotores da saúde pública na esperança de impedir a doença, caso não pudessem curá-la. Enquanto visitavam moradias particulares, davam dicas sobre dietas nutritivas e sugestões para higiene e saneamento adequados. Charlie e seus colegas tinham liberdade de opinião porque praticamente não se ouvia falar em processos contra médicos, e o seguro médico era em grande parte desconhecido. Até médicos recém-formados raramente eram questionados, embora não levasse muito tempo para Charlie perceber que, em um campo onde a confiança era o medicamento mais forte, isso estava em déficit. "As pessoas olhavam para mim com dúvida nos olhos. Eu parecia muito jovem! 'Você é médico?', perguntavam." Na esperança de parecer mais velho, ele deixou crescer um bigode que usaria por quase noventa anos.

Depois de cumprir seu turno no carro doente, Charlie voltava para dirigir as ambulâncias do hospital quando eram solicitadas em emergências. Nas ruas alucinantes de Kansas City, andar de ambulância era uma emoção de alto risco. "Aqueles motoristas eram malucos", Charlie contou.

Anos depois, ele se lembrou de um percurso frenético envolvendo um passageiro invasivo que se autoconvidou. "Houve um repórter do *Star* que ficava por lá e saía em toda chamada que pudesse resultar numa história", explicou. "Era o tipo de sujeito desagradável. Uma vez, eu cuidei do paciente no local e não houve necessidade de levá-lo para o hospital. Então, o repórter disse: 'Bom, a maca está vazia. Vou dar uma deitada enquanto a gente volta'. Os motoristas de ambulância sempre dirigiam rápido. As portas se abriam na lateral, não atrás, como agora. Quando fizemos a curva da Rua 31 com a avenida Troost, pareceu que ficamos sobre duas rodas. As portas se abriram. A maca rolou para a rua com o repórter em cima."

Por um ano, o hospital foi a vida de Charlie; era o mesmo que sua mãe morasse a centenas de quilômetros de distância. O Hospital Geral alimentava até seus pensamentos amorosos. Ali conheceu uma jovem encantadora que trabalhava em uma das alas: Mildred Christel. Algo se acendeu entre os dois, e quando Charlie teve um raro momento de folga, convidou-a para sair. A atração era mútua.

Embora Charlie fosse um maravilhoso contador de histórias, não me lembro de nenhuma menção a namoros sérios antes de Mildred. Tive a sensação, talvez errônea, de que ele pudesse ter demorado a amar. Afinal de contas, era dois anos mais novo que seus colegas, ainda uma criança quando os garotos mais velhos começavam a criar barba e a se voltar para o romance. Passava as noites românticas da faculdade no palco, tocando saxofone, e não se aninhando para uma dança e um beijo. Qualquer que tenha sido seu nível de experiência, o encontro com Mildred foi algo diferente, e eles se casaram assim que Charlie terminou sua residência.

Ali estava ele, enfim: Dr. Charles White! Mas havia uma pegadinha que ele logo descobriu. Ao contrário da maioria das faculdades de Medicina da época, a Northwestern não permitia que seus formandos fizessem o exame de licenciamento enquanto ainda fossem residentes. Quando Charlie terminou sua residência, era tarde demais para se inscrever na prova. Teria que esperar mais um ano até a nova rodada de exames para poder ter sua licença. "Eu só queria praticar a medicina", ele se lembrava, ainda com desespero na voz, muitas décadas depois. "Mas perdi o prazo para me inscrever nos conselhos estaduais."

Regras eram regras. E elas diziam que Charlie precisava de seu diploma de médico para se qualificar para os exames. As regras da Northwestern diziam que ele não poderia receber o diploma até completar sua residência. Outras escolas tinham regras diferentes, mas aquela comandava as opções de Charlie, ou era o que parecia. É claro que ele não se renderia aos obstáculos. Não havia nada que o impedisse de descobrir o responsável pelas licenças e, respeitosamente, apresentar seu caso.

Ele partiu para a capital do estado, Jefferson City. "Fui até lá falar com o Conselho de Estado, com o médico que era o chefe ali." Charlie descreveu todo o caso para o homem: seus rigorosos estudos de graduação na Universidade do Missouri, sua excelente formação médica na Northwestern, sua residência abrangente no movimentado Hospital Geral de Kansas City. Explicou os acasos da falta de sincronização que as regras da Northwestern haviam imposto a sua carreira iniciante. Colocou-se à mercê do Conselho de Licenciamento do Estado.

Mas regras eram regras. Charlie teria que esperar até o próximo ano.

No entanto, o presidente do Conselho gostou do que viu em Charlie e lhe deu uma sugestão prática, que não funcionaria com alguém tímido, mas funcionou para o jovem. "Ele disse: 'Filho, você estudou em uma boa faculdade de Medicina e fez uma boa residência. Vá em frente e pratique'. Então, exerci a medicina por um ano, sem licença", Charlie recordou, com naturalidade. Mais uma vez, apostou em si mesmo, e a aposta valeu a pena.

Como prometera que faria caso Charlie voltasse para Kansas City, Lyle Willits lhe deu um pequeno espaço em sua clínica e lhe passou alguns casos, mas, na maior parte do tempo, ele estava por conta própria para encontrar pacientes que cobrissem as despesas de um novo médico recém-casado. Recebeu algumas referências dos médicos do Hospital Geral, que ficaram impressionados com o trabalho de Charlie quando residente. Com o tempo, ele foi ganhando mais pacientes no boca a boca. Mas construir uma clínica era algo demorado.

Durante o namoro, Charlie e Mildred sem dúvida passavam algumas de suas raras noites de folga caminhando pelas calçadas do novo Country Club Plaza. Aquela fantasia de arquitetura em estilo espanhol, com suas largas calçadas e fontes importadas, era um triunfo do movimento Cidade Linda, campanha nacional para resgatar as sufocadas e lamacentas cidades do século XIX em expansão, com parques ajardinados, bulevares frondosos, prédios monumentais e canteiros de flores. Liderada pelo editor do jornal local, William Rockhill Nelson, Kansas City abraçou o movimento com tal entusiasmo que acabaria afirmando ter mais fontes do que qualquer cidade do mundo, exceto Roma.

O Country Club Plaza ganhou corpo numa região que, no passado, havia sido de fazendas de porcos, e foi o primeiro shopping center planejado do país fora de um distrito comercial central. Acessível por carro, era realmente planejado para pedestres passearem e verem vitrines. Jovens namorados com pouco dinheiro, como Charlie e Mildred, podiam passar uma noite caminhando e rindo, talvez com uma pausa no boliche ou para uma casquinha de sorvete.

Lá perto, do outro lado de um riacho propenso a inundação, chamado Brush Creek, Charlie não pôde deixar de notar um elegante edifício residencial de nove andares, de tijolos vermelhos, com torres em estilo italiano e destaques em pedra. O construtor pretendia evocar os magníficos prédios que contornavam o Central Park, em Manhattan; quer o objetivo tenha ou não sido alcançado, o Villa Serena foi uma expressão enfática na Kansas City da década de 1920. Outro cunhado de Charlie estava, de certo modo, envolvido no projeto; seu presente de casamento a ele e Mildred foram vários meses de aluguel de graça no Villa Serena, com seu saguão suntuoso, salão de cabeleireiro, serviço de limpeza incluído e eletrodomésticos Hotpoint. (No entanto, sem ar-condicionado. Charlie com frequência mencionava as noites quentes e úmidas dos verões de antigamente, quando ele e muitos outros moradores levavam camas de armar para o telhado do prédio para dormir ao ar livre.)

Temendo assumir um compromisso de aluguel que não conseguiria pagar, Charlie escolheu a menor quitinete disponível. Depois, sugeriu à gerência que acrescentasse outra cortesia: um médico a domicílio, disponível depois do expediente. Para Charlie, o Villa Serena não era apenas um lugar formidável para morar: era um celeiro em potencial de novos pacientes. A gerência aceitou, feliz, sua oferta.

Não é justo dizer que, *finalmente*, Charlie estava por conta própria. Fazia muito tempo que estava por conta própria: quando saltou de um trem e andou os últimos quilômetros de volta para casa, vindo do acampamento de verão de um pedófilo, aos 8 anos; quando atravessou metade do país dirigindo por estradas esburacadas e pegou carona em trens de carga aos 16; quando se fez músico escutando rádio e transformou aquela pequena carreira em um curso na faculdade e numa viagem ao redor de meio mundo; quando trouxe bebês ao mundo, viu pacientes morrerem e bombeou o próprio sangue para um gângster de Chicago. Acabei pensando que o dom de Charlie era compreender e assumir com naturalidade a ideia existencial de que estamos sempre por conta própria. Perguntamos, aprendemos, aceitamos conselhos e imitamos, mas, quando agimos, é *nossa* ação.

Ainda que não estejamos "por conta própria", poderíamos também pensar e nos comportar como se estivéssemos. Não estou falando em egoísmo, narcisismo ou alienação. Estou falando em agir como se fôssemos livres para fazer boas escolhas, e não más. "Estamos por conta própria" no sentido de termos poder para o sacrifício, para o amor e para o perdão. Acho que Charlie tinha uma percepção natural de que toda vida encontra obstáculos e contratempos, alguns mais difíceis do que outros, alguns mais injustos, mas sempre existe algum âmbito de autodeterminação, ainda que estreito. Nesse espaço, estamos por conta própria.

Obviamente, o significado mais comum refere-se à fase em que uma pessoa atravessa a linha invisível entre a juventude e a idade adulta. Dizemos: "Ele está por conta própria. Ela está por conta própria". Uma carreira se inicia, uma casa é montada, e talvez a pessoa se case. Este era Charlie aos 25 anos, em 1930. Um médico com um bigode desgrenhado, atendendo a domicílio na glamorosa Villa Serena. Tinha uma esposa muito jovem e um apartamento minúsculo num prédio imponente. Estava por conta própria... e então o mundo todo virou-se contra ele.

Olhe para o calendário: 1930.

Apesar do que possamos ter aprendido nas aulas de História, o colapso do mercado de ações de 1929 não foi coisa de um dia só. O mercado oscilou e lutou durante o outono de 1929, enquanto Charlie aproximava-se do final de sua residência. Afundou no final de outubro, antes de bater as asas como se fosse voar novamente. Enquanto Charlie iniciava sua carreira, muitas pessoas mantinham a esperança de que a queda da Bolsa fosse apenas um breve intervalo a caminho do próximo *boom*. Uma "correção", como os corretores otimistas gostavam de dizer.

Mas não foi uma correção. Quase metade da produção industrial anual dos Estados Unidos estava dizimada em 1933. O produto nacional bruto caiu em um terço. O desemprego passou dos 20 por cento. A Depressão iria pairar sobre a carreira de Charlie como uma nuvem raivosa, sufocante, por mais de dez anos. Nascida por volta de 1905, sua geração era nova demais para já ter feito muito dinheiro nos "estrondosos anos 1920". Mas a Depressão custou caro a eles, em termos de anos perdidos e dificuldades na carreira.

Durante uma das minhas visitas ao outro lado da rua, conversamos – ou, devo dizer, Charlie conversou; eu escutei, assombrado – sobre o custo do atendimento médico no início da década de 1930, quando ele estava começando. Ele se lembrou dos valores: 2 dólares para uma visita ao consultório, 3 dólares para um chamado a domicílio, 5 dólares para um chamado a domicílio após o expediente. Mas percebeu o quanto isso era enganoso. A maioria das contas não era paga, relatou. Poderia pedir um milhão de dólares, mas quanto realmente conseguiria? Bem no auge da grande Depressão, uma passagem de transporte público a 5 centavos não era acessível a muitas famílias de Kansas City. Que diferença faria se dissesse "2 dólares" ou "5 dólares" se o paciente não tinha, literalmente, nem 5 centavos?

Depois de todo o trabalho feito por Charlie só para chegar à linha de largada, agora ele corria contra algumas das piores condições da história. Como outros sobreviventes da Depressão, Charlie tornou-se especialista em negociações. Se um homem possuísse um posto de gasolina, ele poderia tratar a hérnia desse homem em troca de alguns tanques de gasolina de graça, ou de um desconto em um novo conjunto de pneus. Um paciente com um galinheiro poderia pagar com um excedente de ovos. "Eu era pago de maneiras curiosas", Charlie comentou. "Lembro-me de um sujeito que vendia todos os seguros no Plaza, muito bem de vida. Mas a Depressão arruinou-o. Fui vê-lo quando teve pneumonia. Cuidei dele em sua casa, e quando ele sarou, disse: 'Não tenho como lhe pagar, mas você gostaria de uma coleção da *Britannica* que eu tenho?'."

Charlie olhou os volumes da edição de 1890 da *Encyclopaedia Britannica*, lindamente encadernados em couro, enfeitando a estante do homem. Precisava muito mais de dinheiro do que de livros de referência. Mas ficar com os livros era melhor que nada. "Eu disse: 'Bom, que seja', e levei-os, porque aquilo era o que aquele sujeito tinha para me dar por curá-lo. E, na verdade, eu não o curei: a natureza o curou da pneumonia."

Um artigo acadêmico publicado em meados da década de 1930 pesquisou milhares de pacientes em inúmeras cidades e concluiu que os médicos e outros profissionais da saúde enfrentavam "o problema de atender de graça [...] numa extensão desconhecida em qualquer outra área. O diretor de uma fábrica conseguia economizar durante períodos difíceis, eliminando departamentos improdutivos, introduzindo expedientes que economizassem mão de obra ou, como último recurso, fechando a fábrica até a volta da prosperidade", escreveram os autores. "Tais expedientes não estavam disponíveis para o médico ou para o diretor de hospital. O negócio tinha que continuar como sempre, apesar do declínio de pacientes pagantes e do crescimento da assistência de saúde gratuita."

Sempre que conversávamos sobre essa época, Charlie insistia em dizer que não se preocupava, que tinha entrado na Medicina por vocação, não para ficar rico. Mas isso não tornava mais fáceis aqueles tempos. Estimava que por volta de 40 por cento dos seus chamados nunca eram pagos de maneira alguma, nem em dinheiro nem em permuta. "Eles eram mantidos nos registros durante anos, mas não eram pagos", observou em relação àquelas dívidas.

Às vezes, depois que Charlie atendia um paciente, a família o convidava a compartilhar uma refeição. Ele me contou sobre outro médico na cidade que nunca esperava um convite: sempre que visitava um paciente, ia direto até a despensa e a geladeira e raramente saía sem comer ou levar alguma coisa.

Mas a Medicina não poderia ser exercida apenas com permutas. Havia despesas fixas. Um médico precisava de um carro. Segundo aquele mesmo estudo acadêmico, o atendimento médico na década de 1930 provinha, fundamentalmente, de médicos fazendo visitas a domicílio. Como iam às casas o tempo todo, carros comuns não serviriam. "Uma coisa que você precisava ter sendo médico – algo que não poderia passar sem – era um holofote no carro", Charlie contou. "Todo médico, assim que comprava um carro, mandava colocar um holofote. Do mesmo tipo que o corpo de bombeiros e a polícia usavam. Dá para você imaginar seguir por uma rua sem luz, tentando encontrar o número da casa à noite? Era impossível. Você passaria metade da noite procurando. Ficávamos conhecendo cada ruazinha esquisita da cidade. Quem quisesse descobrir um endereço perguntava a um médico."

Com o dinheiro tão apertado, os pais ficavam relutantes em chamá-lo quando os filhos ficavam doentes. Charlie lembrava-se de uma vez em que foi chamado para tratar de um menino que passara todo o inverno adoecendo e se recuperando. Seus pais tinham protelado chamar um médico na esperança de que o filho ficasse bem. Charlie visualizou amígdalas inflamadas antes mesmo de estacionar.

Entrando na casa desconhecida, avaliou os moradores esperando encontrar um ajudante promissor. Até os procedimentos caseiros mais simples eram tarefa para duas pessoas. Em questão de minutos, Charlie conseguia treinar um irmão corajoso ou uma tia do paciente para servir como anestesista, gotejando éter em um chumaço de algodão dentro de uma lata ligada a uma máscara respiratória. Os vapores do éter nocauteavam o paciente, e algumas gotas a intervalos regulares o mantinham desacordado.

Naquela chamada, Charlie encontrou um assistente disponível, explicou a estratégia e deu início ao fluxo de éter. Tudo corria bem, uma vez que o paciente perdeu a consciência na mesa da sala de jantar. Charlie enfiou a mão na maleta para pegar seu fio metálico – uma laçada de metal afiado para circundar a amígdala infectada. Quando a laçada era bem esticada, o metal cortava a amígdala fora. Mas, naquele momento, o fio de metal não estava lá.

Charlie remexeu na maleta. Nada do metal.

Seu assistente amador pingou algumas gotas de éter na lata. Olhou para Charlie com expectativa. Àquela altura, Charlie não podia imaginar interromper o procedimento. Desesperado, notou um quadro pendurado na parede da sala de jantar. Um quadro…

Um quadro pendurado por um *arame*.

Tirou a moldura da parede e retirou o arame, parando para esterilizá-lo sobre uma chama. Depois, enfiou o arame na laçada, enrolou-o em volta da primeira amígdala e apertou. Uma quantidade satisfatória de sangue se espalhou quando a carne cortada se soltou. Charlie repetiu o processo com a segunda amígdala. Depois de esperar um pouco para que o sangramento parasse, ele foi embora.

Quando ouvi essa história, imaginei Charlie abaixando as mangas após a cirurgia, vestindo seu paletó e fechando sua grande maleta de couro, deixando a casa com certa arrogância, as amígdalas retiradas, seu paciente zonzo na cama e o quadro deitado em sua moldura sobre o aparador, esperando um novo arame. Foi uma cirurgia de engenho memorável, mas longe de ser sua amigdalectomia mais difícil.

Ele contou que as mais difíceis eram aquelas em que chegava numa casa cheia de crianças, uma delas doente, as outras se sentindo bem. Com o dinheiro apertado, os pais perguntavam timidamente se haveria um desconto para tirar todas as amígdalas da casa de uma vez.

Em tais casos, "a primeira era fácil", Charlie contou, significando que a primeira criança – a que estava doente – concordava em subir na mesa da sala de jantar. Mas assim que os outros percebiam o que estava acontecendo, "ficavam dificílimos de serem pegos".

Realizar partos era uma fonte de renda maior, especialmente depois que o governo federal aprovou uma lei, no auge da Depressão, para o pagamento de 25 dólares por parto feito em casa. As mulheres e seus bebês estavam morrendo em índices alarmantes ao darem à luz sem assistência médica. A ideia por trás daqueles honorários era incentivar as novas mães a chamarem um médico, ainda que não houvesse um centavo em casa. Charlie logo perdeu a conta do número de bebês que trouxe ao mundo, mas nunca esqueceu sua preferida.

Ele me contou sobre ela uma vez. "O dinheiro estava escasso e as pessoas não podiam arcar com uma ida ao hospital", disse, explicando o cenário. Quando chegou à casa apinhada de gente, encontrou uma jovem mulher em trabalho de parto, mas algo parecia errado. Ela não tinha a aparência de alguém que tivesse completado a gestação.

"Fiz o parto, e a criança nem chegava a pesar um quilo", Charlie lembrou-se. "Era prematura. Não achei que fosse sobreviver. Naquele tempo, é claro, não havia nada parecido com um pediatra de cuidados intensivos. Eu sabia o que o hospital faria: poriam aquela bebê num lugar aquecido e deixariam a natureza seguir seu curso. Bom, aquelas pessoas eram muito pobres para ir ao hospital. Então, peguei uma caixa de sapatos, uma caixa de sapatos comum, forrei-a com algodão e pus a bebê dentro. Colocamos uma lâmpada perto para aquecer e alimentei aquela bebê com conta-gotas. E sabe de uma coisa? Quando ela tinha 5 anos, extraí suas amígdalas!"

Charlie, caracteristicamente, lembrava-se de tudo isso como uma aventura. Relembrou a euforia que sentiu ao se mudar para o edifício imponente. O *Dr. White*, com sua esposa e uma nova carreira. "Quis dar uma festa para um grupo de amigos, os outros residentes", disse. "Um dos médicos que dirigia o laboratório no Hospital Geral me deu um galão inteiro de álcool. Época da Lei Seca, não importava. Cem por cento álcool! Mas eu não tinha nada para misturar com aquilo. Tinha um paciente que ainda me devia 20 dólares. Telefonei para ele. Disse: 'Vou dar uma festa e acabei de me casar. Preciso de um pouco de dinheiro para a bebida. Você me pagaria?'. E ele pagou. Deu os 20 dólares na mesma hora, e consegui preparar a bebida, e todos os meus amigos tiveram seus drinques, e fizemos uma festa."

Dizem que ninguém em Kansas City nunca foi condenado por contrabando de álcool durante a Lei Seca. O chefe Tom Pendergast dirigia a cidade por meio de uma mistura de mecenato e intimidação. Às vezes, ele incorria num bom governo. Conhecendo o apetite dos eleitores por estradas decentes, Pendergast autorizou o juiz Harry S. Truman a supervisionar um programa de infraestrutura honesta, colocando milhares de moradores desempregados para trabalhar e deslanchando a carreira histórica de Truman. No entanto, mais representativo foi o acordo de Pendergast com o chefe da máfia Johnny "Irmão John" Lazia. Transferido de Nova York, Lazia chamou a atenção do chefe na época da Primeira Guerra Mundial, quando demonstrou habilidade para conseguir votos, no dia da eleição, dos moradores ítalo-americanos da cidade. No restante do ano, Lazia, lealmente, gerava propinas vindas de um império crescente de bares clandestinos e cassinos.

Conforme avançava no poder, Lazia mantinha um pequeno escritório na central da polícia, e dizem que tinha poder de veto sobre a contratação ou demissão de policiais. Isso veio a calhar quando policiais foram designados para investigar os frequentes tiroteios no bairro Little Italy de Kansas City, um dos quais ocorreu debaixo do nariz de Charlie, durante sua residência no Hospital Geral.

"Eu estava fazendo um atendimento a domicílio", quando trabalhava no serviço de ambulância, Charlie lembrou-se. "Uma mulher em Little Italy teve pneumonia, e depois de examiná-la, decidi que precisávamos levá-la para o hospital. Então, coloquei-a numa maca, o motorista pegou numa extremidade e eu na outra. Fomos com ela até a porta da casa, logo junto à rua, quando apareceu um sedã grande, preto, com uma metralhadora, e atiraram num homem bem diante de mim. E, é claro, seguiram em frente.

"Olhei para o motorista da ambulância e disse: 'Sabe, esse sujeito está mais necessitado do que ela'. Então, nós a levamos de volta para a cama e pusemos o sujeito que havia levado o tiro dentro da ambulância. Sentei-me atrás, enquanto disparávamos para o hospital, e tentei conversar com ele, que só falava italiano, e não falou muito, porque morreu no caminho. Mas meu motorista era italiano, então perguntei se o baleado havia dito alguma coisa sobre quem atirara nele. O homem olhou para mim como se eu fosse louco e disse: 'Não escutei nada!'."

Provavelmente, isso foi sábio, porque Lazia era um gângster audacioso. Tinha orgulho de suas ligações tanto com a alta sociedade quanto com o submundo. Durante uma epidemia de sequestros na década de 1930, quando até a magnata da moda Nell Donnelly foi levada, com seu chofer, da entrada de sua mansão, dizem que Lazia era quem deveria ser procurado para o resgate de vítimas proeminentes. O Irmão John divulgou a notícia, e em poucas horas Donnelly estava a salvo em casa, sem o pagamento de qualquer resgate. Em Kansas City, Lazia foi, possivelmente, mais poderoso do que o FBI – por um tempo. Em 1933, quando o estacionamento da Union Station foi cena de um intenso tiroteio entre mafiosos e agentes federais, Lazia usou seus contatos no departamento de polícia para frustrar a investigação.

Charlie não tinha inclinação para causar problema, então se tornou popular no distrito norte, do Irmão John. Ele me contou sobre uma noite em que foi chamado a Little Italy para atender uma mulher em trabalho de parto. Ao chegar ao prédio e subir para o apartamento no terceiro andar, encontrou o local cheio de parentes nervosos e a paciente repousando confortavelmente. As contrações ainda estavam muito espaçadas. "Eu precisava ficar ali, mesmo que ela não estivesse pronta para parir.

Não havia enfermeira disponível para dar uma olhada", Charlie explicou.

Como sempre, ele havia avaliado os ocupantes da casa para descobrir aquele que parecesse mais confiável e calmo. Deixou o auxiliar escolhido de olho no que acontecia enquanto descia para dar uma cochilada no carro. Quando as contrações começassem a vir com certo intervalo, explicou, ele deveria ser acordado do seu cochilo.

Eram cerca de duas horas da manhã. A noite estava quente, e seu Ford conversível modelo A estava com a capota abaixada. Charlie encolheu-se no banco de trás e logo adormeceu, mas acordou num sobressalto, não por alguém dizer que o bebê estava vindo, mas porque "dois garotos estavam levando as rodas do meu carro! Acho que não me viram deitado no banco, e quando dei um pulo, ficaram assustados como se tivessem visto um fantasma. Claro que fugiram".

Charlie ficou bem conhecido no bairro. "A Medicina era uma coisa muito pessoal naquele tempo", ele costumava dizer. "Se você fosse médico de família, entrava na casa deles, comia com eles, conhecia o pessoal e sua maneira de viver." Acabou conhecendo especialmente bem a família de um mafioso, depois que o homem foi preso. "Sonegação, ou algo do tipo", Charlie disse com um aceno de mão. O gângster deixou para trás uma filha doente. Charlie cuidou da filha, sem nunca mandar uma conta, enquanto o pai cumpria sua sentença. "Ele não tinha dinheiro, e eu não cobrei."

Mais tarde, quando Charlie deu outra festa grande, lembrou-se desse amigo gângster com a filha doente. O mafioso, tendo cumprido sua pena, estava de volta às ruas. "Eu precisava de diversão para a festa", Charlie contou. "Liguei para ele: 'Você consegue arrumar algum entretenimento para mim?'. Ele disse: 'Claro', e mandou um caminhão com uma máquina de fliperama e um caça-níqueis."

A festa foi um sucesso. Todos gostaram do fliperama e do caça-níqueis, e na manhã seguinte, Charlie ligou para combinar a coleta das máquinas. "Eu disse: 'Johnny, a gente se divertiu muito. Mande buscar seu caça-níqueis'. Ele disse: 'Doutor, os meninos disseram que você pode ficar com ele'."

O gângster estava prestes a desligar.

"Eu disse: 'Espere, Johnny!'." Charlie não queria dever favor para a máfia. Naquele instante, ele se imaginou sendo chamado uma noite em uma incumbência médica, para acabar descobrindo que seus "amigos" esperavam que encobrisse um assassinato.

Mas o doador do caça-níqueis não se abalou. "Ele disse: 'Ah, doutor, fique com essa máquina'." Se Charlie teve medo de continuar insistindo, ou se aceitou o fato de que a gratidão de Johnny era uma virtude em si – ainda que a parte agradecida não fosse moralmente respeitável –, vi com meus próprios olhos, setenta e cinco anos depois, que o caça-níqueis ainda estava em seu porão.

As histórias dele quase sempre se comprovavam.

Em outra chamada para Little Italy, Mildred resolveu ir junto e esperar no carro, enquanto Charlie subia. Durante o exame, ele ficou ciente de um barulho do lado de fora. Escutando com mais atenção, percebeu ser a buzina de um carro. Do seu carro.

Pedindo licença, correu para fora e encontrou Mildred apertando a buzina com medo, pois dois homens brigavam e se socavam sobre o capô do carro. Mildred disse que pensou que Charlie nunca viesse. Da perspectiva dele, ele estava salvando Mildred cada vez com mais frequência, e não apenas de desconhecidos brigando. Ela combatia demônios que nenhum deles entendia. A vida de casados era um enigma, e nenhum deles tinha a solução.

A vida da esposa de um médico novo durante a Depressão não deve ter sido nada como a imaginada por uma adolescente. O marido de Mildred não parava em casa. Charlie pertencia ao trabalho. Toda manhã, atendia pacientes no consultório do cunhado e fazia visitas a domicílio à tarde. Atendia chamados a noite toda. E seu edifício o tinha como o médico de plantão. Apesar de todo esse trabalho, Charlie não deslanchava. Ganhava embalagens de ovos, tanques de gasolina, máquinas caça-níqueis e enciclopédias antigas.

Imagino a solidão de Mildred. Havia deixado os pais assim que foi possível para viver por conta própria na vasta Kansas City; que jovem impetuosa ela deve ter sido! No entanto, ali estava, casada, entediada e só. Vi as fotos que ele mantinha em um álbum, mostrando os dois pescando e fazendo piquenique juntos. Mas uma fotografia era algo diferente na década de 1930. Muito antes dos *smartphones* e da possibilidade de tirar mil fotos sem piscar, o filme era caro e cada fotograma, contado. Ninguém tirava fotos de momentos comuns. Uma fotografia era algo especial. Então, quando vi um instantâneo no álbum de Charlie, um documento em preto e branco do sol salpicando um riacho, quase um século atrás, com o piquenique disposto ao lado da água,

Charlie relaxado e Mildred sorrindo, comecei a suspeitar que tais momentos eram raros.

Charlie era sovina com os detalhes de seu casamento com Mildred, mas, conforme nossa amizade aprofundou-se e pudemos compartilhar momentos de dor e de prazer, ele me deixou perceber, brevemente, o quanto aqueles anos haviam sido dolorosos. Às vezes chegava em casa, vindo do trabalho, e encontrava Mildred arrasada. Às vezes, depois de um dia puxado, ela havia saído, e ele não tinha ideia de onde estava. Dois fatos que ele me contou sugeriram a rapidez e a maneira terrível como as coisas desandaram.

Em primeiro lugar, Charlie disse que, logo no começo, percebeu que sua esposa não tinha equilíbrio para criar filhos. Eles eram jovens, época ideal para serem pais, mas, desde aquele momento, Charlie fez questão de que não concebessem uma criança. Não compartilhou os detalhes comigo, mas, como médico, conhecia o ciclo fértil e, mais do que a maioria, os métodos anticoncepcionais acessíveis. Sua determinação não poderia ter feito Mildred se sentir menos isolada ou solitária.

O segundo fato penoso foi que Mildred fez várias estadias na clínica familiar Menninger, em Topeka, Kansas, cerca de cem quilômetros a oeste de Kansas City. Numa época em que os tratamentos disponíveis para doença mental e dependência eram retrógrados e às vezes brutais, os Menningers faziam parte de uma vanguarda. O ambiente de sua clínica em uma grande casa de fazenda era tranquilo e bucólico, voltado para tratamento e cura, e não para encarceramento. Todo membro da equipe, do zelador ao executivo, era treinado para ser parte do processo terapêutico. Às vezes os pacientes ficavam ali por meses. Karl Menninger, o membro mais conhecido da família, compartilhava sua experiência com um vasto público, em âmbito nacional, por meio de colunas mensais no popular *Ladies' Home Journal*.

Quando Mildred voltou para casa após uma estadia na clínica, parecia mais equilibrada, mas isso não durou muito. Nada havia mudado. Charlie ainda trabalhava horas a fio. Os pacientes continuavam não conseguindo pagar. Mildred ainda era uma jovem inconstante, pouco mais do que uma criança. Se ela queria filhos, Charlie, por sua vez, era cuidadoso, sensato e maduro demais para que isso acontecesse. Ou talvez muito machucado pela própria morte do pai para trazer uma criança a tal excesso de incertezas. Voltar para casa, para Mildred, significava voltar para o tédio e a solidão na cidade encharcada de álcool de Tom Pendergast.

Ou seja, Mildred fez uma pausa na bebida, mas nunca parou. Referindo-se àqueles anos, Charlie reconheceu que se sentia impotente. Acho que, para ele, essa foi a coisa mais difícil de admitir.

Seus problemas aumentaram quando a Máquina Pendergast notou que um jovem médico da cidade – um sujeito que deixara crescer um bigode para parecer mais velho – era um republicano confesso. Charlie era nascido em Illinois, região republicana, apesar de seus antepassados rebeldes. Avisado por canais semioficiais de que seria sensato mudar de partido caso quisesse manter seus reconhecidos e valiosos privilégios no Hospital Geral, ele se recusou. Em resposta, soube que suas escolhas políticas poderiam ser toleradas caso devolvesse – assim como todos os funcionários municipais – parte de sua receita para a Máquina. Novamente, recusou.

O esquema de propina do hospital era tão comum que acabou sendo um grande escândalo. Mas, para Charlie, era simples. Ele não seria intimidado, e pagou caro por seus princípios. Seus reconhecidos privilégios foram revogados, e ele deu duro para fazer parte de outra instituição. Acabou no Hospital St. Joseph, uma construção de tijolos vermelhos com três alas em formato de Y e fileiras de janelas em arco ao longo do último andar, abaixo de um beiral saliente. Construído alguns quarteirões a leste da casa de infância de Charlie, era mais um marco que havia visto nascer. O que Kansas City chamava de "história", Charlie chamava de "vida".

Quando Adolf Hitler subiu ao poder na Alemanha, em 1933, os norte-americanos começaram a acordar para a ameaça de outra guerra mundial. Isolacionistas tentaram combater tal pensamento, insistindo em que os Estados Unidos não tinham interesses nacionais na Europa. Cada ano minava um pouco mais essa ideia. As palavras de Leon Trotsky jogaram luz sobre o final da década de 1930. "Você pode não estar interessado na guerra", disse profeticamente o revolucionário russo, "mas a guerra está interessada em você."

Para Charlie, a guerra mostrou seu interesse nele quando um representante do exército foi ao hospital e disse: "Gostaríamos de inscrever o Hospital St. Joseph como uma unidade. Se tivermos outra guerra, todos vocês vão juntos". A oferta pareceu bem simples, e, se a ameaça se concretizasse, a ideia de servir ao lado de seus amigos de Kansas City era sedutora.

Fazia sentido planejar-se para o perigo. Aquela era a época da Depressão, de Stalin e Hirohito. "Então, ingressamos no exército regular" como reservistas, Charlie lembrou-se. A equipe do St. Joseph não fez nada além disso. Não houve reuniões, nem sessões de treinamento. A vida de Charlie continuou como antes: um médico lutando para sobreviver na Depressão; um marido tentando salvar seu casamento infeliz. Após anos de esforços, Charlie tinha muitos pacientes, e quase metade pagava pontualmente.

Então, o Japão invadiu o leste da Ásia. A Alemanha invadiu a Polônia em 1939, conquistou a França em 1940 e pôs a Grã-Bretanha para fora da Europa. A reserva do St. Joseph foi chamada ao dever.

"Não como uma unidade, da maneira que haviam prometido", Charlie contou, ainda ressentido muitas décadas depois, porque a proposta de um esforço em equipe simplesmente evaporou. Ele foi chamado sozinho para "um hospital que estavam construindo nas Montanhas Ozark. Esqueci o nome agora. Era um grande hospital. Pulei para dentro do carro e fui até lá para encontrar de quinze a vinte médicos sem fazer nada".

Os médicos estavam expressando os próprios sentimentos de Charlie. Não havia um hospital à espera deles. Não havia nada para fazer. "Eles disseram: 'Não estamos fazendo nada. Eles nos tiraram do consultório e ainda nem têm um hospital'."

Charlie procurou o comandante e manifestou sua frustração por ter sido chamado para nada. "Tenente", disse o oficial, "se não estiver gostando, peça demissão."

Charlie pediu.

"Fui até St. Louis e dei baixa no exército." Isso durou alguns meses, até a guerra se intensificar outra vez. "Veio Pearl Harbor."

Conforme homens e meninos, de costa a costa, corriam para os escritórios de recrutamento, Charlie deparou-se com uma decisão difícil. Aos 36 anos, ele poderia ficar em Kansas City com seu casamento perturbado e sua clínica médica em ascensão. Seus colegas mais jovens iriam para a guerra, e ele poderia arrebanhar seus pacientes. Com certeza, sua clínica prosperaria. Ou poderia servir e deixar seus pacientes para os médicos que ficassem para trás.

A escolha se resumiu a uma questão de autoestima. "Pensei que tinha sido um covarde em pedir baixa no exército", disse. Então tentou voltar para o serviço da nação. "Eu me inscrevi na Marinha, e a Marinha disse: 'Seus olhos não são perfeitos, não podemos aceitá-lo'. Não consigo imaginar por que um médico precisaria ter olhos perfeitos, mas eles me recusaram. Fui para a Força Aérea, e me aceitaram de imediato. Na verdade, fui promovido. Dei baixa como tenente, e quando voltei eles me promoveram a capitão."

OITO

Achei interessante Charlie se preocupar em ter sido "covarde" ao deixar a reserva do exército. Nada na história da sua vida sugeria falta de coragem física ou psicológica, era bem o oposto. De seu pulo no bonde, na infância, à perigosa viagem na dianteira de uma locomotiva; de sua autodefesa com o reitor da Northwestern à transfusão experimental para um gângster moribundo, várias vezes o impulso de Charlie foi avançar sobre qualquer medo natural que pudesse ter, partir para a ação e agarrar as oportunidades. É claro que o serviço militar envolve riscos, mas a prática médica – mesmo em tempos de guerra – não era mais perigosa do que atender chamadas de emergência noturnas nas ruas da Kansas City de Johnny Lazia.

Conforme fui me inteirando e pensando mais a respeito, percebi que Charlie não devia estar falando sobre o perigo físico. O grande risco em deixar Kansas City para servir o país era a ameaça à sua carreira e, talvez, a seu penoso casamento. Uma coisa era deixar um trabalho assalariado ou uma posição remunerada para se juntar às forças armadas. O empregador de um soldado poderia recontratá-lo quando a guerra acabasse, ou outra firma poderia ter uma vaga. Foi essa a situação do meu avô quando ele deixou seu trabalho como chefe de estação ferroviária para servir na Segunda Guerra Mundial. Ele podia confiar que seu trabalho, ou algum semelhante, ainda existiria quando voltasse para casa. Charlie não tinha um empregador para o qual voltar. Vivia dos honorários que recebia dos pacientes, e uma vez que esses pacientes procurassem outros médicos, ele estaria de volta ao ponto onde começara, reconstruindo do nada. Também não poderia confiar que Mildred estaria à espera quando voltasse, embora, no fim das contas, ela estivesse.

Então, vemos que, de certo modo, Charlie estava arriscando a vida que havia construído para si. Hoje em dia, muitas pessoas se identificam com seu medo. No século XXI, o assassino de carreiras não é uma guerra mundial, mas sim a revolução digital, que devora indústrias e setores da economia em sua totalidade. Minha própria área, por exemplo. Em 2008, o que costumávamos chamar de "jornais" empregavam o dobro de pessoas em suas redações do que emprega em 2020. Em outras palavras, metade da indústria sumiu em uma dúzia de anos. Essas perdas maciças de emprego causaram seu maior prejuízo em pessoas entre 30 e 50 anos, a mesma fase de meia-idade a que Charlie havia chegado quando fechou seu consultório e entrou na Força Aérea. A história se repete, e se repete: trabalhadores em lojas de departamento arruinados pelo varejo on-line; corretores da bolsa substituídos por plataformas comerciais; operários de fábricas afastados por robôs; operadores de caixa tornados obsoletos por máquinas de autoatendimento. E assim por diante.

É natural sentir ansiedade e até medo em meio a tanta incerteza. Mas o estoico Charlie entendeu que toda situação é incerta. Mesmo no máximo de nossa confiança ou complacência, controlamos apenas nossas próprias escolhas. Nunca sabemos o que nos espera à frente, para nos desafiar, nos confundir ou até nos mutilar.

Não muito tempo atrás, me lembrei da história de Travis Roy, um jovem e brilhante jogador de hóquei no gelo que entrou na faculdade como um dos atletas mais recrutados na América do Norte. Em 1995, o vigoroso e belo calouro obteve uma vaga na escalação iniciante da Universidade de Boston, disputando o título de campeão nacional.

Onze segundos após o início de seu primeiro jogo com os Terriers, Roy colidiu de cabeça com a plataforma e quebrou a espinha na altura do pescoço. No tempo que se leva para estalar os dedos, sua vida como atleta de elite acabou, possibilidade nunca imaginada por ele. Onze segundos entre o auge em sua jovem vida – o prenúncio do que prometia ser uma autêntica carreira universitária, seguida por anos como profissional – e o fim daquilo tudo.

Onze segundos.

Em um sentido bem real, somos todos como Travis Roy: estamos a uma guinada da sorte ou do acaso inconstante de uma mudança dramática. Ninguém pode ficar pensando demais nisso, mas é bom recordar. "Considere como são efêmeras [...] todas as coisas mortais", escreveu Marco Aurélio em suas *Meditações*. Mais ou menos na mesma época, no longínquo Tibete, o autor de uma inscrição budista escreveu o mesmo:

Tudo o que é adquirido será perdido
O que sobe cairá
Onde existe encontro, haverá separação
O que nasce, com certeza morrerá

A sabedoria universal nesse precioso planeta Terra – o único que conhecemos no qual vida, amor e alegria chegam a ser possíveis – é de que nada é permanente. Quer nosso percurso ao redor do Sol seja longo, como o de Charlie, ou curto, não passa de um tremor perante o tempo. Em vez de ficar paralisado por medo de uma verdade que ninguém pode mudar, o mais sensato é descobrir e fortalecer nossa identidade, alimentando uma personalidade que possamos confiar que seja digna, não importa o que aconteça a seguir. Uma identidade profunda. Uma identidade verdadeira.

Quase paralisado do pescoço para baixo, Travis Roy descobriu que seus dons iam além do físico. Era dotado de otimismo e determinação. Quando já não podia expressar isso no gelo, expressou em discursos motivacionais, levantando dinheiro para causas beneficentes, e na maneira nobre com que enfrentou seus desafios. Sua força e personalidade atraíram milhares de pessoas para os trabalhos significativos que defendia. Após sua morte, em 2020, aos 45 anos, escrevi em uma coluna de jornal: "Roy não usou o gelo [no jogo] contra Dakota do Norte com a intenção de levantar questões existenciais. Mas, onze segundos depois, ele levantou tais questões diante de nós. Se todos os enfeites fossem removidos, deixando apenas meu verdadeiro eu, quem eu seria? Estou vivendo plenamente cada momento? E, quando terminar, minha história terá significado?".

No último meio século, cientistas estudaram a relação entre o medo e a coragem, e o que descobriram tende a confirmar a sabedoria dos antigos filósofos. O psicólogo S. J. Rachman, em seu livro inspirador *Fear and Courage* [Medo e coragem], concluiu que o medo tem três componentes: uma sensação de apreensão; uma reação física (como um coração acelerado, um estômago embrulhado e uma ponta de ansiedade); e uma mudança comportamental para escapar do medo e acalmar a reação. Coragem, continuou Rachman, é uma decisão deliberada de se sobrepor à mudança de comportamento que faz parte do medo. A pessoa corajosa enfrenta o medo, em vez de tentar escapar dele.

Em outras palavras, sem medo não existe coragem. Aquele que não percebe o perigo não sente apreensão. Aquele que não sente apreensão não tem vontade de fugir. A falta de medo, na terminologia de Rachman, não é coragem. É simplesmente ignorância do perigo.

Os filósofos estoicos têm olhado a coragem como uma das quatro virtudes mais importantes – fundamentais –, juntamente com a justiça, a prudência e o autocontrole. Virtudes menores atendem a essas quatro. A coragem envolve a disposição para escolher o caminho certo, mesmo quando ele é difícil ou assustador; a diligência em prosseguir nesse caminho; a constância em se ater a ele; a força moral para suportar quaisquer dificuldades que possam surgir durante o percurso.

Quando Charlie se preocupou com a possibilidade de ser "covarde", acho que ele queria dizer que, por um momento, perdeu sua coragem estoica. Vacilou pelo seu entendimento de que nada é certo, mas logo retomou seu rumo. Uma vez que refletiu sobre as coisas, percebeu que ficar em casa e não ir para a guerra não seria garantia de nada. Alguma outra guinada da sorte poderia, com a mesma facilidade, roubá-lo de sua prática médica ou de seu casamento – ou de ambos. Tinha tanto controle do sucesso quanto um garotinho pode controlar se o pai voltará vivo do trabalho. Mas podia fazer a coisa certa, o que significava se alistar voluntariamente para servir na guerra. Podia fazer bem feito e confiar que o resultado seria o melhor que ele conseguiria.

E foi.

Não muito antes do nascimento de Charlie, Orville Wright voou pela primeira vez, cobrindo, em doze segundos e sob força mecânica, 31 metros de dunas de areia fustigadas pelo vento na Carolina do Norte. Charlie era um bebê em outubro de 1905, quando o irmão de Orville, Wilbur, realizou um voo pioneiro nos Estados Unidos, no sentido de ter coberto uma distância significativa (quase quarenta quilômetros), começando e terminando exatamente onde escolheu. O mundo estava mudado. Em uma dúzia de anos, aviões de bombardeio estavam espalhando morte pela Europa. Na década de 1930, as aeronaves eram instrumentos de uma violência indiscriminada. Sombriamente ciente de que o mundo estava em espiral para outra conflagração, e de que os aviões poderiam estar no centro disso, os engenheiros norte-americanos começaram a vasculhar a área rural à procura de terras onde construir campos de pouso e de treinamento para legiões de pilotos, navegadores, artilheiros e mecânicos que seriam necessários para combater numa guerra moderna.

Um dos lugares escolhidos ficava em um terreno árido entre Salt Lake City, no estado de Utah, e o Grande Lago Salgado. Equipamentos pesados chegaram ao local assim que o Japão atacou Pearl Harbor. Em questão de semanas, foram construídos uma cidade e um aeroporto. Quando a primavera agitava seus ventos inevitáveis, tempestades de poeira erguiam-se táo densas que caminhóes e jipes arrastavam-se pela planície com os faróis brilhando ao meio-dia. Areia e poeira enchiam sacos de dormir, utensílios de cozinha, olhos e ouvidos. Das nuvens de poeira da Base Aérea das Forças Armadas do Acampamento Kearns surgiu o capitáo Charles White.

"Eles estavam construindo um hospital ali, e fui um dos primeiros médicos", lembrou-se Charlie. "Quando você entra em serviço, conta a eles tudo o que já fez. Entre todas as coisas que enumerei, disse que tinha ministrado anestésicos. Então, disseram: 'Você é o chefe dos anestésicos'. Eles também me fizeram chefe do laboratório. Eu tinha que ir até a cidade e conseguir técnicos que o operassem. Essa é a maneira de agir do exército. Eles não se preocupam com experiência. Tivemos um período terrível em radiologia, tentando treinar especialistas. Devemos ter tido por lá dez ou quinze sujeitos diferentes. Eu também tinha que controlar as ambulâncias, ver se estavam limpas e funcionando direito, e era o médico pessoal dos oficiais. O exército faz você trabalhar muito."

Doze meses depois de Pearl Harbor, Camp Kearns abrigava cerca de 40 mil aprendizes e oficiais, alojados em diversas fileiras de barracóes simples, rigidamente dispostos na vastidáo plana. O mundo de Charlie girava em torno do hospital. Era uma grande instalação – mais de mil leitos –, mas os casos não eram muito interessantes. Ele tratava, sobretudo, as doenças de jovens em boa forma: cortes, queimaduras, fraturas, insolações, pneumonias leves e várias infecções, muitas delas sexualmente transmissíveis. "Era uma espécie de brincadeira", contou.

Na primeira vez em que Charlie me disse isso, fiquei perplexo. Mais tarde, pensei que era uma das coisas mais típicas dele que eu já ouvira. A Segunda Guerra Mundial era uma "espécie de brincadeira". Charlie encontrava alegria onde quer que ela pudesse estar escondida. Em Camp Kearns, uma boa porção de felicidade podia ser encontrada na caderneta de racionamento de gasolina de Charlie. Como médico pessoal dos oficiais do acampamento, ele tinha direito a tanta gasolina quanto conseguisse gastar, apesar dos limites nacionais rigorosos de consumo. Ele e seus amigos da equipe hospitalar "tinham os finais de semana de folga". Do outro lado de Salt Lake City (que não era um lugar muito grande, naquela época), ficava a pitoresca Cordilheira Wasatch, que se erguia íngreme ao leste da cidade. Do acampamento até as pistas de esqui de Alta, levava-se menos de uma hora de carro. Com a base hospitalar operando tranquilamente no outono de 1942 e a neve caindo com regularidade nas montanhas, aquelas pistas eram convidativas. "Eles me davam toda a gasolina que eu quisesse", Charlie disse com uma risadinha. "Enchia meu carro com os rapazes, e todo fim de semana a gente ia esquiar."

No entanto, para nós, o que mais importa nesse período não é o divertimento que Charlie conseguiu encontrar; é a maneira como recebia bem a mudança. A Segunda Guerra Mundial foi um dos mecanismos de mudança mais intensos da história. A inovação veio com uma velocidade avassaladora em Engenharia, Manufatura, Logística, Transporte, Comunicação, Computação, Física e Medicina. Dois importantes avanços medicinais impactaram diretamente o capitão White e sua ameaçada carreira, e ele se deu bem com os dois.

O primeiro foi a produção em massa da penicilina, o medicamento antibiótico revolucionário. O cientista britânico Alexander Fleming descobrira a poderosa substância por acidente, em 1928. Estava em seu laboratório, cultivando bactérias em placas de Petri para estudos. Um dia, ficou contrariado por encontrar bolor crescendo numa das culturas. Olhando com mais atenção, notou que onde crescia o bolor, nenhuma bactéria sobrevivia. Que momento estoico! Ao que parece, o experimento de Fleming estava arruinado, mas como estava realizando o máximo com aquilo que conseguia controlar – seu foco, sua atenção, seu cérebro –, fez uma descoberta imensamente maior.

As implicações foram profundas. Se conseguissem matar bactérias nocivas, os médicos poderiam curar muitas das infecções mortíferas que viam no dia a dia, de septicemia a pneumonia e estafilococos. O desafio era criar a penicilina mais potente possível e prepará-la em grandes quantidades.

Por incrível que pareça, esse desafio foi negligenciado – "Uma das desgraças da pesquisa médica", nas palavras do escritor científico Waldemar Kaempffert – durante a maior parte da década de 1930 até o início da guerra. A guerra, o terrível vetor de infecções, inspirou governos na Inglaterra e nos Estados Unidos a pisar no acelerador da pesquisa sobre penicilina, e logo os laboratórios farmacêuticos estavam preparando o fungo milagroso em enormes barris.

A chegada dos medicamentos antibióticos foi uma bênção imediata para a humanidade. Winston Churchill propôs que a "Santa Penicilina" deveria ser celebrada com uma devoção que costumava ser reservada à religião. No entanto, ao mesmo tempo, esse avanço revolucionou a prática médica em aspectos que decretaram a morte do tipo de Medicina de Charlie. Como o ouvimos dizer, nem

Charlie nem médico algum curavam doenças antes da era dos antibióticos. Sua especialidade era sua "atitude à cabeceira da cama", uma mescla de conhecimento, senso comum, bondade e confiança, o que confortava e encorajava os pacientes e suas famílias, enquanto a imunidade natural vencia (ou perdia) sua batalha. Sem um comprimido ou uma injeção para operar uma cura, o clínico geral, ao atender um chamado a domicílio, tinha que se apoiar nos moradores para cumprirem as instruções depois que ele se fosse. O clínico geral era um instrutor de bem-estar, motivador e terapeuta de luto em uma só pessoa.

Depois da penicilina, a Medicina se tornaria uma questão de tratamentos e procedimentos, mais do que de cuidados e apoio. Nunca mais a ciência médica se contentaria com o curso da natureza. Atento aos sinais de mudança, Charlie percebeu que os médicos do futuro não seriam generalistas fazendo visitas a domicílio com os apetrechos de sua função em uma maleta de couro. Seriam especialistas que escolheriam um conjunto limitado de tratamentos ou procedimentos e fariam carreira realizando curas. A próxima era seria dominada pelo conhecimento especializado.

Mencionei dois importantes avanços. É aqui que entra o segundo.

A guerra, com sua violência terrível, há muito tem sido um laboratório para gerenciamento de dor, salvamento de vidas e técnicas cirúrgicas. A Segunda Guerra Mundial transformou o uso de analgésicos e anestesias. Na década de 1930, a maleta de médico de Charlie continha um frasco de éter e uma lata para inalá-lo. Como vimos, um familiar de um paciente doente poderia aprender, em minutos, a operar o dispositivo simples. Não era necessário experiência. Isso era o mais avançado.

Antes de 1939, não havia nos Estados Unidos especialista formado em anestesiologia. O dinheiro doado a Harvard para uma cadeira nesse campo era desviado para um trabalho mais respeitado. John S. Lundy, da Clínica Mayo, às vezes chamado de "pai da anestesia intravenosa", lembrava que, antes da guerra, "apenas os médicos incompetentes na prática geral ou em outros ramos" da Medicina eram incentivados a se especializar em anestésicos. Era um caminho sem volta para a carreira médica.

A guerra produziu um arsenal de técnicas analgésicas e de bloqueio da dor. Avanços na cirurgia de trauma aceleraram o uso de tubos endotraqueais para abrir as vias aéreas, ajudar na respiração e administrar anestésicos. Os médicos aperfeiçoaram o uso de tiopental de sódio e outras drogas entorpecentes administradas por via intravenosa. Eles perceberam a importância de bloqueadores locais e regionais que poderiam impedir a dor em uma parte do corpo, sem sedar totalmente o paciente.

Essas mudanças de deixar zonzo vieram com tanta rapidez que um dos colegas de Lundy, Ralph Tovell, foi encarregado pelo Departamento de Guerra de avaliar a necessidade de especialistas em anestésicos. Seu relatório de outubro de 1942 – entregue enquanto Charlie descobria as encostas de esquiagem de Alta – recomendava, com urgência, mais treinamento em anestesiologia para todas as modalidades de médicos militares. Tovell colaborou pessoalmente, fazendo uma palestra de duas horas sobre técnicas anestésicas para equipes hospitalares por todas as zonas de combate europeias. No território norte-americano, o Conselho Nacional de Pesquisa convocou um painel de especialistas, incluindo Lundy, da Clínica Mayo, para criar um curso intensivo para anestesiologistas.

Charlie estendeu a mão e agarrou seu futuro.

Tendo mencionado sua experiência com éter à época de sua admissão na Força Aérea, era o especialista em anestésicos designado em Camp Kearns. Agora, com uma atenção tão urgente em anestesiologia, ele foi promovido e recebeu uma nova atribuição. O major White deveria se apresentar no Campo Aéreo das Forças Armadas de Lincoln, em Nebraska. O local reunia novatos de bases pelo país, com os quais formava divisões antes de mandá-los a combate. "Os pilotos, copilotos, bombardeiros, todos se reuniam em Lincoln", Charlie explicou. Sua atribuição era ser chefe de anestesiologia no novo hospital de base.

"Eu ia ser o chefão", Charlie contou, "mas eu disse: 'Olhe, não sou adequado para isso. Vocês vão ter que me treinar'. Não podia dizer 'não, não vou', mas podia dizer 'é melhor vocês me treinarem'."

Foi assim que, em 1943, Charlie se viu em Rochester, Minnesota, na Clínica Mayo, no departamento de John S. Lundy. A equipe do conselho de pesquisa de Lundy havia designado uma imersão de três meses, com experiência prática intensa, para transformar clínicos gerais em anestesistas. Charlie estava entre os primeiros "prodígios de noventa dias" a receber o treinamento. Ele dominou o curso, fascinado e excitado pelos avanços que estava aprendendo. Depois, viajou para Lincoln para terminar a guerra.

Assim, do nada, Charlie tinha transformado a ameaça de mudança em uma oportunidade para crescer.

Já não era um clínico geral em perigo, tentando se agarrar em um pedaço precário de um campo agonizante. Em vez disso, quando a guerra acabasse, ele voltaria para casa como um pioneiro em uma nova especialidade que crescia com rapidez. Seria um dos primeiros anestesistas em Kansas City, e com um selo de aprovação da Clínica Mayo para deslanchar.

Para mim, esse episódio contém a essência da vida de Charlie. O realismo e o otimismo se encaixam maravilhosamente. Um grande número de pessoas acredita que o realismo – ver o mundo como ele é, com suas dores e ameaças – requer uma reação pessimista. Acreditam que o otimista é iludido, uma Pollyanna movendo-se às cegas por uma existência deprimente com um sorriso idiota. Charlie foi realista em relação ao impasse a que tinha chegado como médico que atendia a domicílio. A penicilina e os medicamentos que sucederam a maleta do médico mudaram seu papel. No entanto, ao mesmo tempo, ele foi otimista em relação a novos começos e confiante em sua capacidade de agarrá-los. Charlie estava alerta para a próxima porta aberta e, quando a viu, passou por ela.

Muitas pessoas, em tempos de incerteza (e todos os tempos são incertos), querem todas as respostas ao mesmo tempo. Como as tendências de hoje modelarão o mundo de amanhã? Como será a vida no futuro? Charlie entendeu que não vivemos no futuro do mundo, vivemos no momento presente, dentro da zona reduzida de nossas próprias ações e de nossa própria vontade. Não podemos controlar o amanhã: isso é realismo. Mas o otimismo nos ensina que podemos prestar atenção no amanhã, tentar entendê-lo e, quando chegar o momento, pular para agarrá-lo, talvez até para moldá-lo.

Charlie entrou na Força Aérea dos Estados Unidos, em 1941, com certo temor do que aquilo faria para sua carreira. Saiu em 1946, ansioso pela nova fase. "Depois das bombas atômicas, não havia grande necessidade de novas tripulações de voo, então só ficamos ali, sem fazer nada, entediados", ele se lembrou. A espera por documentos de dispensa parecia interminável. E, como sempre, Charlie fez o possível.

"Escrevi uma longa carta", contou. Nela, enumerava motivos pelos quais poderia fazer muito mais bem em casa do que à toa em Lincoln. Seus colegas oficiais ficaram desconfiados quando sua dispensa foi aprovada "em duas semanas". Charlie devia ter mexido os pauzinhos com o novo presidente dos Estados Unidos, que vinha de Kansas City, observaram seus colegas invejosos. "Eles disseram: 'Você conhece o Truman e ligou para ele'."

Isso mostrou o que eles sabiam sobre a cidade. Na verdade, Charlie tinha sido expulso do Hospital Geral de Kansas City pelo amigo e benfeitor de Truman, Tom Pendergast. "Não, gente, só mandei uma carta", Charlie insistiu. "Uma carta pelos canais oficiais."

Ainda assim, ele foi para casa com uma vantagem.

Charlie vestiu seu uniforme militar, com uma insígnia demonstrando sua última promoção a tenente-coronel, e foi direto para o Hospital St. Joseph. "Ali", contou, "meus amigos me puseram direto para trabalhar, aplicando anestesia." Sua mudança de clínico geral para uma especialização, no meio da carreira, tinha funcionado. Em vez de voltar para casa e para um beco sem saída, ele encontrou um novo caminho pela frente.

Gostaria de ter pensado em perguntar a Charlie sobre um personagem ausente na história de seu retorno: Mildred. Só posso imaginar que ela não estivesse esperando por ele, porque a casa que alugou após os anos que passaram em Villa Serena estava ocupada por sublocatários, e, na desesperada escassez de moradia do pós-guerra, os inquilinos recusaram-se a sair. Charlie encontrou um quarto no Hyde Park Hotel e começou a percorrer a cidade atrás de uma casa para alugar. Quando, depois de meses de procura, ele finalmente encontrou um lugar disponível, convenceu seus inquilinos a ficar com ela. Enfim, tinha sua casa de volta.

Mildred voltou algum tempo depois, porque reapareceu nas histórias que ele contava sobre sua rápida ascensão na comunidade médica de Kansas City. Com sua nova especialização e sua experiência administrativa nos tempos de guerra, Charlie tornou-se uma força propulsora na introdução da anestesiologia no Missouri e no Kansas. Seu trabalho prosperou, já que os principais cirurgiões da cidade o procuravam para integrar suas equipes. Em seu tempo livre, Charlie organizou uma associação profissional para o rápido aumento do número de médicos que o seguiram na especialidade. Quando conseguia, Mildred colaborava arrumando atividades para as esposas dos anestesistas, enquanto seus maridos se reuniam. (Naqueles tempos, havia poucas médicas.)

Mas havia muitas vezes em que Mildred não conseguia. Depois de saber que eu tinha experiência com pessoas queridas que sofriam de doenças mentais e abuso de substâncias, Charlie abriu-se comigo sobre sua dor com o sofrimento de Mildred e com o dele próprio. Contou-me sobre seus repetidos esforços para encontrar ajuda para a esposa nas instituições de reabilitação, então conhecidas como sanatório, incluindo a Clínica Menninger. As estadias passaram a ser mais frequentes e mais longas. "Ela tinha melhoras e pioras, melhoras e pioras", disse Charlie. "Dizia que tinha 'perturbações'."

O diagnóstico oficial de Mildred foi hipoglicemia, ou insuficiência de açúcar no sangue, que pode levar a depressão, irritabilidade, perda de memória, ansiedade e desorientação. Mas a baixa de açúcar era um sintoma de algo mais: alcoolismo, e uma provável combinação com transtorno alimentar agravado por barbitúricos.

Mildred estava em casa no início de 1948. Charlie lembrava-se de tê-la levado de férias para Cuba – "Me diverti muito ali" –, voltando no início de abril para um encontro da divisão regional da Sociedade Americana de Anestesiologistas. Naquele ano, Charlie era o secretário local. Mildred recebia as esposas. O encontro terminou em 6 de abril, com coquetéis e um jantar no sofisticado President Hotel, no centro de Kansas City.

O dia fora agitado. Os médicos que compareceram tinham aprendido sobre o valor das cânulas endotraqueais para cirurgias no peito. Finalmente, era possível abrir o peito sem a falência dos pulmões – técnica desenvolvida durante a guerra e que se espalhava pelo país, salvando vidas. O orador do jantar advertiu a audiência de que as velhas maneiras de se praticar a Medicina já não tinham serventia.

Na metade do jantar, Mildred cochichou para Charlie que não estava se sentindo bem. Ele poderia ficar, mas ela precisava ir embora. Sua esposa saiu, mas não foi para casa. Algumas horas mais tarde, quando Charlie voltou, Mildred havia desaparecido.

O corpo de Mildred foi encontrado no dia seguinte, no Gladstone Hotel, a cerca de um quilômetro e meio do President e bem inferior em prestígio. Charlie me contou que ela cometeu suicídio, engolindo uma dose fatal de soníferos. Tenho o registro policial, graças à habilidosa investigação de minha esposa. Karen sabia que deveria haver um registro em algum arquivo mofado e, como antiga repórter da Casa Branca, não desistiu até encontrá-lo. O policial Elmer Murphy, do departamento de polícia de Kansas City, atendeu a um chamado às 15h05 de 7 de abril de 1948. A empregada do hotel, Beatrice Gaines, contou a ele que tinha aberto a porta do quarto 405 às 8h30, para limpá-lo, mas que a fechou rapidamente depois de ver de relance uma mulher nua na cama. Quase ao final do seu turno, pouco antes da hora de sair, às 15 horas, Gaines voltou. A figura na cama não havia se mexido. A empregada contou a seu chefe, e chamaram a polícia.

Em seguida, o policial Murphy interrogou um funcionário da recepção, Steven Drew, que disse que a mulher na cama havia entrado na noite anterior, às 19 horas, na companhia de um homem. O casal não tinha bagagem. Registraram-se como Mr. e Mrs. Charles W. Koehler, de Independence, Missouri. O funcionário descreveu "Koehler" como um homem de uns 42 anos, pouco menos de 1,80 m, 80 quilos, "pele escura e [...] um aspecto de estrangeiro". Drew notou a elegância do terno marrom do hóspede.

O turno de Drew terminou às 11 horas da noite anterior, e ele só voltou a trabalhar às 14 horas, uma hora antes de a empregada dar o alarme. Portanto, ele não viu "Koehler" sair.

O detetive Keiffer Burris, da equipe de homicídios, foi chamado. Ele chegou acompanhado de um médico do Hospital Geral, que examinou o corpo de Mildred e não viu sinais de ferimento. Sua morte foi atribuída a "causas naturais". O jornal do dia seguinte elaborou ligeiramente: "A morte resultou de hipoglicemia e complicações". Se o quarto continha qualquer sinal de drogas ou álcool, a polícia foi delicada demais e não mencionou em seu registro.

O corpo no hotel foi logo comparado ao registro de pessoas desaparecidas que Charlie havia preenchido mais cedo, naquela manhã. Não sei se a polícia o chamou ao hotel, ou se ele identificou Mildred mais tarde, no necrotério. Os investigadores entregaram três joias: um anel de noivado e uma aliança que ela usava ao morrer, além do relógio de ouro Bulova que tinha no pulso.

Em seu relatório, o detetive Burris prometeu "se esforçar para localizar Charles Koehler", mas não creio que tenha se empenhado muito. Não foi achado nenhum registro de busca, e duvido que Charlie tivesse muito interesse em encontrar o homem. Suponha-se que "Koehler" fosse encontrado e que explicasse como foi que a esposa do Dr. Charles White havia deixado uma reunião em que seu marido desfrutava sua nova notoriedade e encontrado um cavalheiro bem vestido, que a levara a um hotel de curta permanência. Tal testemunho só serviria para constranger Charlie, além de estigmatizar sua esposa. Em vez disso, um manto de silêncio instalou-se sobre a triste vida de Mildred e sua morte deprimente.

A impotência de Charlie perante a doença da esposa continuava à flor da pele mais de seis décadas depois, quando me contou a história. Poderia ter feito mais para ajudá-la? Não tenho como julgar. Sei que, naquela época, o tratamento na Clínica Menninger era o melhor que se poderia encontrar. Os médicos da clínica foram dos primeiros a defender a ideia de que a dependência é uma doença e não uma falha moral. Mas aquele também era um tempo em que alguns supostos especialistas ainda acreditavam que as mulheres não poderiam ser adictas – com certeza, não a respeitável esposa de um médico.

Também não havia uma rede de apoio para Mildred quando ela voltava para casa após o tratamento. Os Alcoólicos Anônimos tinham chegado em Kansas City havia pouco tempo. Sua sede original, no lado Kansas da cidade, não ficava num lugar conveniente em relação à casa do casal, nem era provável que Mildred encontrasse outra mulher, se de algum modo tomasse conhecimento do programa. Na década de 1940, poucas mulheres no país participavam dos doze passos da sobriedade. A primeira instituição residencial a oferecer um programa de doze passos – Hazelden, uma clínica perto de Minneapolis – só começou a funcionar em 1949, tarde demais para uma perturbada esposa de um jovem médico, em uma cidade amplamente conhecida pela embriaguez.

Após alguns anos, Charlie voltou a se casar. Acontece que ele não estava pronto para isso. E, no entanto, quanto mais fiquei sabendo sobre seu segundo casamento – mais uma vez, graças à capacidade de minha esposa em descobrir coisas que outras pessoas acreditavam estar perdidas para sempre –, mais desejei que tivesse dado certo. Ou talvez não.

A vida é uma sequência de acertos e erros, de quase-erros e de falsos começos e suas consequências. Se o segundo casamento de Charlie tivesse dado certo, pode ser que ele nunca tivesse comprado a casa em frente à minha. Eu não teria admirado sua vistosa bengala de taco de golfe. E nunca o teria visto lavando o carro da namorada, nem conhecido qualquer parte da sua história.

A vida se desenvolve por acidente, apesar de nossas esperanças e planos. Não podemos não desejar os acasos sem desejar que nossa vida desapareça. Então, vou dizer apenas isto: Charlie e sua segunda esposa poderiam ter formado um casal fantástico.

Quando Charlie White "deu com Jean Landis", como ele disse, os dois eram pessoas bonitas com muita energia, dois amantes da vida que gostavam de correr riscos. O namoro foi rápido, o que costumava acontecer depois da guerra. As pessoas estavam ansiosas para compensar o tempo perdido. Quando Charlie se casou com Jean, na sala de visitas dos pais dela, deve ter pensado que daria certo. Mas não deu.

Jean Landis nasceu em 1918, na Califórnia, uns doze anos mais nova do que Charlie. Quando menina, queria voar, inspirada por pessoas como Amelia Earhart, uma das heroínas americanas da época da Depressão. Com a Segunda Guerra Mundial, Jean teve sua chance. No céu, os rapazes estavam sendo explodidos aos milhares, até não haver pilotos homens suficientes para lutar na guerra, com poucos aviadores disponíveis para movimentar aviões pelo país. A necessidade criou o WASP, o programa Women Airforce Service Pilots [Serviço de Pilotos Femininos da Força Aérea]. Sendo uma organização civil, não oferecia patente nem glória, mas dava a jovens mulheres a oportunidade de voar com aviões bélicos de ponta. E, mais do que isso, uma chance de servir nas Forças Armadas.

As WASP dominaram a arte de pilotar todas as aeronaves do arsenal americano. Conheciam aviões de caça, bombardeiros e de carga à medida que saíam das montadoras; depois elas os levavam até a costa, de onde eram mandadas para as zonas de guerra. Cerca de mil mulheres serviram como WASPs. Juntas, elas voaram 60 milhões de milhas. Ganhavam 150 dólares por mês. Trinta e oito delas morreram em serviço.

Vi uma foto de Jean tirada por volta de 1944. Ela usava um macacão de voo que complementava lindamente sua figura esbelta, com óculos de aviadora e batom, e estava de pé sobre a asa de um P-51 Mustang, seu avião preferido. O Mustang foi o avião de guerra que deu aos Aliados um domínio inquestionável dos céus, porque o caça-bombardeiro tinha alcance suficiente para proteger as frotas desde a base até o alvo e a volta. Jean pilotava Mustangs com cuidado e sensatez enquanto podia ser vista da pista de decolagem, mas, quando estava sozinha sobre as pradarias americanas, fazia cada avião exibir suas habilidades. Um fazendeiro em seu trator, ou crianças brincando em um terreno poderiam olhar para cima e ver no céu – fora os aviões, vazio e azul – um pequeno dardo zumbindo, dando um súbito giro de 360 graus. E poderia ter sido Jean.

Aproximando-se, um dia, de um campo de pouso, ela enviou um rádio pedindo permissão para aterrissar. Mais ou menos na mesma hora, outro piloto, um homem, relatou ver um Mustang dirigindo-se para a pista de pouso. O controlador alternou seu rádio para receber informações do superavião que chegava. Jean voltou a pedir permissão para aterrissar. "Saia do caminho!", o controlador de voo gritou, "tem um P-51 chegando." "Eu sou o P-51", Jean respondeu, e levou seu avião até a pista.

Quando a guerra estava prestes a acabar, Jean fez seu último voo oficial. Sobre o porto de Nova York, num impulso, ela rodeou a Estátua da Liberdade com lágrimas nos olhos. Então, fez sua última aterrissagem como WASP.

Mais de sessenta anos depois, em 2009, o Congresso concedeu sua maior homenagem, a Medalha de Ouro do Congresso, a Jean Landis e suas colegas WASP. Àquela altura, graças a seu carisma, Landis estava entre as mais celebradas aviadoras sobreviventes. Mas seu trabalho foi pouco divulgado depois que Jean guardou seus óculos de piloto e voltou à vida civil. Ela fez faculdade, diplomou-se em Educação Física e conseguiu um emprego como professora no que era então o Park College, às margens do Rio Missouri. Do centro do *campus,* no alto de uma falésia, o horizonte de Kansas City era visível a leste.

Logo, Jean conheceu um viúvo de bigode e com senso de aventura. Ela era jovem e impaciente. Ele estava fragilizado e desconfiado. Os dois entraram de cabeça. E quase tão logo se casaram, a jovem descobriu seu erro. "Ele era um pouco possessivo demais", ela disse sobre Charlie, muitos anos depois.

Quando escutei isso, Charlie já havia me contado sua versão da história mais de uma vez. Na verdade, deve tê-la contado muitas vezes para mim e para outras pessoas, porque havia atenuado, com algumas frases descontraídas, o que deve ter sido uma decepção terrível. Disse que sua segunda esposa foi-se embora em seu conversível, com seus tacos de golfe e a prataria no bagageiro. "Ela era uma grande figura", ele contou com leveza, mas o que um sujeito poderia esperar de uma "professora de Educação Física? Ela não queria estar casada", Charlie encerrou o assunto, acrescentando: "Seus relacionamentos eram todos com mulheres".

Abandonado por uma lésbica que percebeu seu engano? Minha esposa exigiu mais explicações. Após a morte de Charlie, ela vasculhou a internet até chegar à história de Jean Landis, heroína WASP. De passagem, uma nota sobre ela ter dito que fora casada por muito pouco tempo com um médico do Meio-Oeste. Minha esposa foi mais fundo e descobriu que Jean ainda estava viva. Investigou ainda mais e encontrou um número de telefone.

A outrora sra. Charles White aproximava-se de seu centésimo aniversário quando Karen fez soar seu telefone. Jean Landis era brilhante e afiada e ficou feliz em contar sua versão. Concordou que tinha chegado a uma conclusão após se casar com Charlie, mas sua percepção tinha a ver com o marido, não consigo mesma. Disse que se casara sem se dar conta da extensão do dano que ele havia sofrido enquanto vivia com Mildred. Pensava ter encontrado uma alma gêmea e gostava dele. "Ele era muito cavalheiro, cuidadoso, divertido e muito sensato."

Mas, em seu luto, Charlie esqueceu-se de tudo o que sabia sobre viver. Por ter sofrido com Mildred, parecia determinado a não se magoar de novo. Landis disse que ele não suportava passar uma hora sem saber onde a esposa estava e o que estava fazendo. "Era como se não confiasse em mim", disse ao telefone. E continuou, generosamente: "Provavelmente, a culpa foi minha. Sou uma mulher muito independente, ativa. Ele esperava que eu fosse o tipo de mulher que se encontra com as outras esposas, que beberica coquetéis no clube, mas esse não era o meu estilo. Eu sentia que ele estava me pressionando".

Jean contou que não houve conversível, nem tacos de golfe. Quando ela resolveu dar um fim ao casamento, saiu em seu próprio Buick. Ligou para Charlie para avisá-lo que estava indo embora, e ele se ofereceu para lhe enviar algum dinheiro, mas ela não precisava de ajuda.

"Você não me deve nada", ela disse, com ternura.

Charlie estava só.

NOVE

Existe uma imagem maravilhosa em *Os miseráveis* – o extenso romance de Victor Hugo, não o musical de sucesso retumbante e levemente baseado na obra. Hugo compara a alma de um indivíduo que esteja amadurecendo aos mecanismos do olho humano, que se ajusta à escuridão abrindo-se mais. "A pupila dilata-se na escuridão, e acaba encontrando luz", o autor observa, "assim como a alma dilata-se na infelicidade e acaba encontrando Deus."

Nunca ouvi Charlie falar muito sobre Deus. O mais perto que ele chegou foi dizer que começou a ir à igreja depois de velho por estar se "preparando para o final". Mas essa ideia de expandir a alma, de se abrir mais para o mundo em reação à desgraça capta algo importante sobre o modo de Charlie abordar o sofrimento. Na verdade, após a trágica morte de Mildred e o fracasso de seu casamento com Jean Landis, ele viveu mais amplamente, não no sentido de extravagâncias, mas no sentido de que agarrou a experiência e tirou o sumo dela. Redobrou sua natureza afirmativa, sua tendência a dizer sim: à aventura, ao experimento e às novas ideias. Charlie viveu com plenitude, não parcialmente, e sendo assim ligou-se a uma força vital, a uma fonte de esperança que alguns poderiam chamar de Deus.

Mundos se abriram para Charlie, literalmente. Houve um dia, no início da década de 1950, em que um médico chamado Wally Graham o procurou, dizendo que precisava da ajuda de Charlie num assunto delicado de diplomacia internacional. Será que ele poderia largar tudo para uma viagem de emergência ao Peru?

Vou recuar para mostrar o cenário.

Charlie andava muito ocupado como um dos anestesistas pioneiros da cidade, participando, com frequência, de vinte ou mais cirurgias diárias. Sua fama cresceu até ele ser a referência preferida de muitos dos melhores médicos da cidade. Talvez o mais famoso fosse o general Wallace Harry Graham, médico oficial da Casa Branca. Graham fazia parte de uma segunda geração de médicos de Kansas City. Seu pai, um clínico geral da época anterior aos antibióticos, era amigo de Harry S. Truman. O velho Dr. Graham havia servido com Truman na Reserva do Exército, e Truman aspirava a um lugar na equipe de tiro de pistola do médico. No entanto, a visão de Truman era tão ruim que ele mal conseguia enxergar os alvos.

A amizade significava muito para Truman, que manteve contato com a família de Graham mesmo quando foi para Washington, para ingressar no senado americano, em 1935. Dez anos depois, Truman tornou-se vice-presidente. O político sabia que o filho do velho Dr. Graham, Wally, tinha seguido o pai na Medicina, conquistado uma bolsa de estudos na Europa e servia com distinção na guerra europeia.

Quando Franklin D. Roosevelt morreu, em 12 de abril de 1945, Truman foi empossado na presidência.

À época de seu encontro de cúpula com Stalin e Churchill, três meses depois, o novo presidente ainda estava formando a própria equipe. Dirigindo-se à cidade alemã de Potsdam, próxima a Berlim, Truman pensou no filho talentoso de seu amigo para ser seu médico na Casa Branca. Wally Graham já estava na Europa, já uniformizado, e já era um "produto" conhecido. Chamado a Potsdam, ele protestou, dizendo que era um cirurgião e não um residente. Truman acenou, desconsiderando. "Sei tudo sobre você", disse, "e o conheço desde o berço."

Wally Graham tinha um sorriso fácil e capacidade de persuasão, e logo Truman percebeu que ele poderia ser uma ferramenta diplomática útil. Insistiu que Lord Halifax, o embaixador britânico, trouxesse suas dores e seus problemas até o consultório de Graham, na Casa Branca. Quando o rei Ibn Saud, fundador da Arábia Saudita, considerou sua artrite insuportável, Truman despachou Graham, na companhia de uma equipe de controle da dor, para ver o rei em Riad.

Depois, Manuel Odría, presidente do Peru, precisou de cirurgia para reparar uma mão em forma de garra. Graham quis que Charlie o acompanhasse a Lima para se encarregar da anestesia.

Com ou sem motivo, Charlie tinha suas dúvidas sobre a competência cirúrgica de Wally Graham. Essas dúvidas talvez tenham sido pessoais: Graham podia ser difícil de engolir. Ele adorava se vangloriar de ter conhecido Sigmund Freud, de ter registrado a última vontade e o testamento de Hitler, de contar sobre as várias vezes em que fora ferido em batalha (embora, por algum motivo, nunca tenha recebido as medalhas a que teria direito).

Graham era um general de brigada e médico pessoal do presidente antes de chegar aos 40 anos – e agia de acordo. Também é possível que a baixa opinião de Charlie fosse influenciada por política. Graham despertou a raiva da Associação Médica Americana e dos médicos republicanos, como Charlie, promovendo o plano de Truman para um seguro nacional de saúde.

Qualquer que seja a explicação, Charlie me contou que tinha receio de que a cirurgia viesse a se revelar complexa e que Graham acabasse criando um incidente internacional, mutilando o presidente peruano. Perguntou por que a cirurgia não poderia ser feita nos Estados Unidos. Graham respondeu que Odría preocupava-se em ser deposto com um golpe, caso deixasse o país. Então, Charlie disse que iria com uma condição: que a missão também incluísse um especialista chamado Bill Duncan, um de seus melhores amigos.

Acontece que não foi exigido grande refinamento. Odría estava sofrendo de uma condição incômoda, mas sem risco de vida: a contratura de Dupuytren, pela qual tecidos fibrosos levam os dedos a se curvar para dentro. Segundo as memórias não publicadas de Graham, Charlie entorpeceu a mão presidencial com procaína, e Graham cortou as fibras, pelo que recebeu uma filiação vitalícia da Sociedade Cirúrgica Peruana. Penso que o mais provável é que Charlie tenha usado o novo e superior anestésico local, a lidocaína.

Embora anestesiado, Odría ficou encantado com os resultados. Como sinal de gratidão, instruiu a Marinha peruana a levar os médicos visitantes numa viagem pela floresta tropical amazônica. Para Charlie, foi então que a viagem tornou-se mágica. Estava pouco ligando para a filiação na Sociedade Cirúrgica Peruana; o que mais lhe importava era a experiência, e não as homenagens.

"Então, voamos sobre os Andes", Charlie lembrou-se, para a remota capital da borracha, Iquitos. Lá, marinheiros peruanos receberam os médicos para a viagem que poucos norte-americanos já haviam feito. "Um barco da Marinha nos levou rio abaixo. Em algum lugar, Wally comprou uma espingarda. Bill Duncan e eu tínhamos facões. Deixávamos o barco e fingíamos que éramos exploradores, Wally com sua arma, Bill e eu com os facões. Demos com uma sucuri de mais de 3 metros, e Wally atirou nela."

Em uma aldeia remota na vasta floresta tropical, eles encontraram um homem que vendia macacos. Charlie comprou um e deu-lhe o nome de "Bill Duncan". Duncan comprou outro e deu-lhe o nome de "Charlie White". Eles mantiveram os macacos em "um cestinho" até chegarem ao Panamá, a caminho de casa. Agora, enfrentavam o problema de importar vida selvagem para os Estados Unidos.

Enquanto Charlie contava a história, os médicos diplomáticos descobriram que eles e a tripulação que trabalharia na aeronave que os levaria de volta para casa estavam no mesmo hotel da Cidade do Panamá. Convidaram as comissárias para jantar, divertiram-se bastante e envolveram as moças num plano para embarcarem os macacos. (De Charlie e Bill, uma aeromoça disse uma vez: "Eu nunca tinha visto dois homens tão bonitos".) "Elas nos ajudaram a levar aqueles macacos para casa. Nós apenas os levamos no avião", Charlie contou.

Duncan tinha esposa e família em Kansas City, então seu macaco não durou muito tempo, mas o solteiro Charlie ficou com o dele durante anos. "Ele cresceu até uns 60 centímetros. Tive que construir uma gaiola no porão."

Charlie tinha grandes planos para seu macaco, e tentou treinar o animal a cavalgar seu cachorro, um setter irlandês, como se fosse um cavalo. Mas o macaco não quis saber disso. "Nunca consegui domesticá-lo", Charlie revelou, melancólico. Ainda assim, houve risadas. Charlie levou seu macaco para passear em seu conversível e, quando passava por um fruteiro, gritou: "Você daria uma banana ao meu menino?". Embora selvagem, o macaco se apegou a Charlie de uma maneira quase possessiva, e urinava para fora de sua gaiola sempre que o médico apresentava uma nova namorada.

Outra viagem começou com o convite de um amigo piloto. A Trans World Airlines (TWA) queria que o piloto buscasse um avião que estava sendo consertado na África e o trouxesse de volta para a sede da empresa, que ficava em Kansas City. O que Charlie acharia de ir junto, como navegador?

"Não sei como!", Charlie troçou, mas o amigo garantiu que não seria preciso grande habilidade para conferir a orientação da bússola.

Não sendo pessoa de abrir mão de uma aventura, Charlie liberou sua agenda e descobriu uma conferência médica na Suíça, a que compareceria, tornando, assim, a viagem dedutível do imposto. De lá, ele deu um pulo ao Egito, antes de se dirigir à África do Sul para encontrar o amigo. "Mas o avião não estava pronto, então fiz um passeio pelo Parque Nacional Kruger." Seu safári de dois dias, de automóvel, levou-o por alguns dos *habitats* da vida selvagem mais bonitos do continente. Charlie viu "elefantes, leões e hipopótamos no rio".

Animais exóticos aproximavam-se do veículo, ele se lembrou, e olhavam para Charlie como se fosse uma criatura num zoológico. Charlie ficou encantado. Mas, de volta a Johannesburgo, o avião ainda não estava pronto, então o amigo de Charlie apresentou-o a outro piloto da TWA que voltava para a Europa.

Esse novo amigo revelou-se muito prestativo. Quando Charlie contou que tinha esperança de avistar as Cataratas de Vitória, o piloto abriu espaço para ele no assento do copiloto e voou tão perto que a bruma das quedas d'água embaçou as janelas do avião. "Não sei o que os outros passageiros pensaram", Charlie divagou. Viajando com uma passagem sem data de retorno, ele parou alguns dias em Malta, onde a polícia francesa estava forçando um toque de recolher, depois fez uma visita à Espanha, passou rapidamente pelos Países Baixos e enfim rumou para casa.

Ele também era aventureiro em ambientes familiares. Parte da sua adaptabilidade a um século de grandes mudanças foi o prazer que encontrava em coisas novas e não experimentadas. Não se tolhia pelo risco do fracasso. Foi assim que se viu, um dia, numa pastagem, usando máscara e avental, com um fole de lareira como respirador para um cavalo.

Vou deixar que ele explique: "Tínhamos um amigo médico que criava cavalos de corrida. Um dos seus melhores animais, chamado Hickory Chuck, rompeu alguns ligamentos da perna. Naquele tempo, o tratamento veterinário padrão era pegar um ferro quente e tentar fundir os ligamentos juntos, mas isso não funcionou.

"Bom, havia um especialista em ortopedia no Hospital St. Joseph, chamado Garrett Pipkin, e quando ele soube disso, comentou que achava que poderia criar um procedimento para dobrar aqueles ligamentos e costurá-los juntos. Eles queriam que eu imobilizasse o cavalo.

"Mas existe um problema, certo? Se eu sedasse o cavalo completamente, ele cairia e poderia se machucar ainda mais. Decidi usar um pouquinho de agente paralisante, que chamamos de anectina. Preparamos uma grande prancha e amarramos o cavalo nela, de modo que o animal ficasse em pé. Ministrei a anectina – não foi preciso uma dose muito grande para paralisar o cavalo por completo – e então pus o fole da minha lareira no focinho do cavalo e bombeei ar para dentro, para mantê-lo respirando."

Pipkin fez uma cirurgia rápida, e logo Charlie tirou o cavalo da paralisia. O conserto foi um sucesso. Hickory Chuck retomou sua carreira nas corridas. O único arrependimento de Charlie foi não ter filmado o experimento. "Seria bom termos um registro. Lá estávamos nós, com roupas, luvas e máscaras brancas de cirurgia, no pasto, com um cavalo amarrado a uma prancha. Não consigo imaginar o que as pessoas achariam disso, se nos vissem", ele disse.

Na década de 1950, um dos limites mais arriscados da Medicina – e, sendo assim, mais empolgante para Charlie – era a cirurgia de peito aberto. Assim como a penicilina e a anestesia, a cirurgia cardíaca deu uma arrancada a partir da Segunda Guerra Mundial. Um jovem médico norte-americano, Dwight Harken, nascido em Iowa, alojado em um hospital militar londrino, ficava desesperado com os soldados que chegavam com estilhaços de granada no coração. O conhecimento tradicional dizia que o coração era inviolável. Sendo assim, não havia como extrair aqueles fragmentos metálicos. Um ferimento no coração era uma sentença de morte.

Harken concluiu que, se os soldados morreriam de qualquer jeito, não havia mal em tentar salvá-los. Experimentou com incisões do tamanho de um dedo na parede do coração, para poder alcançar a parte interna com rapidez e remover o fragmento. O risco foi um enorme sucesso; Harken salvou mais de cento e vinte cinco vidas sem perder um único paciente.

Depois da guerra, Harken e outros perceberam que a mesma técnica poderia ser útil no tratamento de uma condição conhecida como estenose da válvula mitral, condição potencialmente fatal que, com frequência, decorria de uma infecção de garganta por estreptococos na juventude, que culminava em febre reumática. O tecido fibroso dentro do coração produzia o estreitamento da válvula mitral, levando a pressão alta, coágulos sanguíneos, sangue nos pulmões e até insuficiência cardíaca.

Charlie e seus colegas em Kansas City ficaram intrigados ao ler, em periódicos médicos, sobre uma cirurgia experimental para reparar válvulas estenóticas. "O cirurgião podia entrar com muita rapidez e fazer uma pequena incisão no coração. Com os dedos, ele explorava a válvula para encontrar o tecido fibroso, esticar a válvula, romper a adesão e cair fora", Charlie lembrou-se. "Do começo ao fim, a coisa toda podia ser feita em menos de uma hora."

Mas havia um probleminha. A ideia de uma máquina cardiopulmonar que pudesse controlar a circulação de um paciente durante a cirurgia ainda não havia saído do papel. Até uma cirurgia rápida de válvula apresentava um alto risco de morte, a não ser que o fluxo sanguíneo pelo coração pudesse se tornar dramaticamente mais lento.

Estudando o assunto mais a fundo, Charlie soube de experimentos em que pacientes sob anestesia eram resfriados para a redução de sua temperatura corpórea. "Quando se reduz a temperatura de trinta e tantos graus, que é o normal, para a casa dos vinte, o sangue fica mais denso, e então você não sangra muito", Charlie explicou.

Sendo assim, para ser o precursor da cirurgia de peito aberto em Kansas City, Charlie precisava apenas imaginar como resfriar em segurança um paciente sedado. Um dia, após o trabalho, refletia sobre esse desafio enquanto cuidava de alguns cavalos que havia comprado junto com um pequeno pedaço de terra ao sul da cidade. Um sinal de que sua nova carreira como especialista prosperava era que agora ele podia se permitir uma paixão de vida toda por criar e montar cavalos, assim como seu avô, o cavaleiro, havia feito.

Enquanto Charlie trabalhava, seu olhar caiu no cocho grande e oval – conhecido como bebedouro de cavalo – que continha água para seus animais. Num instante, percebeu que aquilo era tudo o que precisava. Um cocho era grande o suficiente para conter um paciente adormecido enterrado em gelo. Charlie avisou a sua equipe cirúrgica que tinha a resposta que procuravam.

"Então, comprei um cocho, sedamos o paciente e o envolvemos em gelo. Baixamos sua temperatura para cerca de trinta graus, não gelado o bastante para matá-lo, mas gelado o suficiente para que o sangue corresse mais devagar. Em seguida o erguemos do tanque cheio de gelo e o pusemos na mesa cirúrgica, e rapidamente o cirurgião abriu seu peito e fez a incisão no coração: entrou, rompeu o tecido fibroso, costurou-o de volta e ponto-final. Em uma hora, o paciente estava descongelado."

Por algum tempo, o bebedouro de cavalos de Charlie serviu como linha de frente para a cirurgia cardíaca em Kansas City, e "nunca perdemos um paciente". Quando a máquina cardiopulmonar foi desenvolvida, gelar os pacientes passou a ser uma relíquia da era das trevas da Medicina, apenas um ou dois passos mais avançada do que as sanguessugas. Agora, os cirurgiões podiam passar horas dentro do coração, não apenas esticando válvulas, mas substituindo-as, reabrindo artérias e veias, até transplantando corações saudáveis para o lugar de corações doentes. Mas, antes de essas coisas serem rotina, a cirurgia cardíaca era um milagre audacioso, e um cocho cheio de gelo era feitiçaria.

Essa história diz muito sobre o talento de Charlie para lidar com mudanças. Ele tinha vivido menos da metade de seu tempo de vida, e sua educação formal já havia se tornado bastante obsoleta. Por mais que uma cirurgia cardíaca com um bebedouro de cavalos agora pareça rudimentar, ela era inconcebível quando Charlie estava na faculdade, uma geração antes. Naquela época, os médicos não tinham antibióticos para que uma cirurgia com peito aberto fosse segura. Não entendiam o tecido cardíaco como um músculo que pudesse ser operado. Faltavam anestésicos e habilidade para lidar com as vias aéreas que tornassem possível a cirurgia de várias etapas.

Charlie tinha uma percepção natural para a abordagem da mudança que mais tarde veio a definir o Vale do Silício. Conhecida como IID – Desenvolvimento Iterativo e Incremental –, essa filosofia reconhecia que as grandes transformações raramente ocorrem como relâmpagos isolados. Talvez Isaac Newton de fato tenha entendido a gravidade quando uma maçã caiu em sua cabeça, mas, na maioria dos casos, a descoberta e a mudança acontecem paulatinamente. Thomas Edison testou 6 mil filamentos para descobrir o melhor para sua lâmpada.

O desenvolvimento iterativo e incremental é uma abordagem à mudança prática e pragmática, tanto no caso da mudança profissional, quanto na pessoal. Não insista em uma solução perfeita antes de enfrentar um problema. Vá passo a passo (essa é a parte incremental), aprimorando a cada nova experiência de aprendizagem (essa é a parte iterativa).

Charlie abraçou o fato de que aprenderia coisas novas enquanto vivesse. Seus estudos na faculdade foram o começo, não o fim – longe disso. Ele seguiu em frente aceitando que avançaria em pequenos acréscimos, não em saltos gigantescos. A cirurgia de peito aberto não aconteceria de maneira totalmente gloriosa, como um final hollywoodiano; avançaria um pouco de cada vez. O progresso poderia levar um ou dois pacientes em um banho de gelo equipado com material de fazenda, mas a cada passo se aprenderiam coisas que tornariam os próximos passos possíveis.

É assim que lidamos com mudanças. É assim que até pessoas idosas e resistentes a mudanças aprendem a abastecer com gasolina usando um leitor de cartão de crédito, e observam seus bisnetos darem os primeiros passos nas redes sociais. Mais importante, é assim que a inovação avança. A mudança não espera que uma maçã caia na cabeça de alguém. Milhares ou milhões de Charlie Whites dão pequenos passos para o futuro. Eles percebem que um bebedouro de cavalo poderia ser um passo à frente. Tentam.

Para pessoas que tentam progredir na incerteza, o desenvolvimento iterativo e incremental é um consolo. Ele diz: não tente resolver tudo. Pare de exigir respostas para cada pergunta sobre sua vida e carreira. Em vez disso, procure dar um pequeno passo à frente. Apenas responda à próxima pergunta. Encontre o próximo passo. E assuma-o.

Charlie estava disposto a cometer erros. Ele me contou que estava feliz por ter trabalhado antes que os processos por negligência médica fossem comuns. "Podíamos ser inovadores e não ter medo da punhalada dos advogados, entende?", ele explicou uma vez. "Participei de cerca de 40 mil cirurgias e nunca fui processado. Cometi erros. Às vezes, entubava alguém com dentes ruins e, bem, você mal tocava neles e eles quebravam. Depois que a pessoa acordava, eu ia para a cabeceira da cama, lhe dava 25 dólares e dizia: 'Vá arrumar esses dentes'. Só isso."

Depois da guerra, quando um amigo sugeriu a Charlie investir em um incipiente *resort* de esqui no Colorado, chamado Aspen, ele zombou: "Aquela não passa de uma cidade fantasma!". Sem dúvida, um erro. A certa altura, ele possuía 60 hectares de terras à beira de um lago, meia hora a leste de Kansas City. Ali mantinha cavalos e gostava de receber, para cavalgadas, as freiras do Hospital St. Joseph, que ficavam levemente cômicas por causa dos hábitos que usavam. Mas ele vendeu a propriedade por muito menos do que valia quando a elite da cidade encheu a beira do lago com mansões de muitos milhões de dólares.

Outro erro.

Seu *timing* não foi melhor com a fazendinha ao sul da cidade, que vendeu para depois vê-la subdividida em alguns dos mais cobiçados terrenos da cidade. Uma vez falei sobre as várias fortunas que ele havia perdido, ao que me respondeu, animado, que eu não sabia nem metade da história. Um vendedor chamado Ewing Kauffman tentou uma vez interessar Charlie em um novo negócio que ele estava montando em seu porão. "Estava limpando conchas de ostras numa máquina de lavar e moendo-as para transformá-las em pó antiácido", Charlie disse, ainda um pouco incrédulo. Charlie segurou seu dinheiro. O negócio de Kauffman, chamado Marion Labs, acabou sendo uma companhia farmacêutica importante, valendo bilhões.

Outro erro.

No entanto, Charlie parecia extrair tanto prazer ao se lembrar desses enganos, quanto ao se lembrar de seus triunfos. Para ele, erros podem conter virtudes. Eles mostram que estamos fazendo esforço, envolvendo-nos com a vida, "na arena", como diz a frase famosa de Theodore Roosevelt. Outro presidente, Harry Truman, disse: "Uma ação imperfeita é melhor do que uma inação perfeita". Existe uma importância em tomar decisões, certas ou erradas, e seguir em frente. Por outro lado, o perfeccionismo pode, por si mesmo, se tornar um inimigo da vida, paralisando-nos no lugar, enquanto o mundo segue sem nós.

Não há como viver sem cometer erros. Como disse Epiteto, aquele estoico maravilhoso: "Se você quiser se aprimorar, fique contente por acharem-no bobo e estúpido". Niels Bohr, físico vencedor do Prêmio Nobel, tinha uma visão diferente da mesma verdade: "Um *expert* é uma pessoa que cometeu todos os erros possíveis em um campo muito curto". Ou pense nisso da seguinte maneira: um guerreiro não é conhecido apenas pelos músculos e pela bravura, mas também pelas cicatrizes.

Charlie estava agora na faixa dos 50 anos e, embora fosse solteiro e não tivesse filhos, era um homem de família. Era dedicado à mãe, que havia sido nomeada Mãe do Ano de Missouri pela sociedade missionária em que trabalhava, e próximo das irmãs, uma das quais administrava seu consultório, agendando cirurgias e equilibrando os livros-caixa. Suas funções incluíam manter a casa de Charlie funcionando. Nem todos no seu círculo social consideravam esse o melhor esquema, e a esposa de seu sócio sugeriu algo melhor. "Ela decidiu que eu deveria ter uma esposa", ele relatou.

Face a essa conclusão, Charlie discordou. Suas experiências matrimoniais não haviam sido fáceis. Não estava interessado em tentar de novo, mas a esposa do sócio estava um passo à frente. "Isso é perfeito", ela dissimulou. "Tem uma viúva que vive no meu quarteirão, Lois Grimshaw, e ela também não quer voltar a se casar. Seja simpático e convide-a para a grande reunião de pôquer que estou planejando."

Então, Charlie foi simpático e concordou em acompanhar a viúva à reunião de pôquer. Quando bateu à porta, uma menina assertiva, de 8 anos, atendeu. Era Julie.

"Você está aqui para sair com minha mãe?", ela perguntou.

"Estou", Charlie respondeu.

"Você é médico?", a menina perguntou. "Porque você tem cheiro de médico."

Com essas boas-vindas, Charlie entrou na casa, tentando se cheirar, discretamente, procurando o cheiro da sala de cirurgia.

Então, viu Lois.

Ela era de tirar o fôlego. Quando adolescente, em Dallas, tinha aparecido como modelo em uma propaganda para a loja de departamentos Neiman Marcus. O jornal local julgou suas mãos as mais bonitas da cidade. Tinha cabelo escuro, pele clara e feições elegantes. Seu futuro genro, Jack Moore, resumiu-a da seguinte maneira: "Eu amava mesmo a Lois. Era uma mulher linda, e sabia como lidar com os homens".

Intrigado, Charlie acompanhou-a pela rua até a casa de seu sócio, onde Lois sentou-se à mesa de pôquer e jogou como se tivesse sido criada em um cassino. No final da noite, quando Charlie olhou para ela do outro lado da mesa, atrás de sua montanha de fichas, ficou apaixonado. "Ela era linda e uma grande jogadora de baralho", ele disse, dando de ombros meio século depois.

Quando se casaram, Charlie tornou-se pai de um menino e duas meninas. Juntos, eles tiveram mais duas filhas. O relacionamento dele com Bill, o filho adolescente de Lois, foi distante. Charlie pareceu quase desinteressado quando ele serviu bravamente no Vietnã e depois construiu uma carreira como advogado. Pelo menos, foi assim que pareceu a Bill. E tenho que admitir que (se é que serve de ajuda) Charlie quase não falava de seu enteado para mim. Eles compartilharam algo trágico e intenso: a solidão de filhos únicos que perderam prematuramente o pai. Infelizmente, o vínculo nunca os deixou próximos.

A filha de Lois, Linda, estava no Ensino Médio e foi como uma segunda mãe para suas meias-irmãs bebês,

Laurie e Madelyn. A sincera Julie ficou encantada quando Charlie lhe deu um pônei de presente. "Virei um pai instantâneo", ele disse.

Mas Charlie também era um pai mais velho, com cabelos grisalhos e um bigode elegante, um homem de verdade, como diz minha mulher. Ele acabou sendo afastado do St. Joseph para se tornar presidente da equipe médica do Baptist Memorial Hospital. E mudou sua crescente família para uma casa bonita, numa rua tranquila em Mission Hills, Kansas, subúrbio popular habitado por médicos, advogados e empresários. Havia um hematologista na casa vizinha, um cirurgião do outro lado da rua, um magnata dos seguros a alguns metros de distância. A paixão da vida inteira de Charlie por carros não tinha acabado: a garagem circular de sua casa – onde eu acabaria vendo-o lavar o carro da namorada com uma mangueira e uma esponja – estava sempre enfeitada com um carro esporte Alpine Sunbeam de suspensão rebaixada, ou, mais tarde, um Ford Mustang conversível.

Lois gostava de cuidar do jardim. "Era uma ótima cozinheira e uma grande interlocutora", Charlie disse, e suas filhas pequenas aproveitavam a casa de bonecas no quintal. A possessividade que atrapalhou seu casamento com Jean Landis tinha acabado; no mínimo, era Lois quem segurava as rédeas na relação deles. Charlie disse de sua esposa formidável: "ela não era dominadora, mas tirava de letra". Era ativa na Igreja Episcopal e converteu Charlie da denominação de seu pai – Igreja de Cristo – para a sua. Todo domingo, iam juntos a cultos na Igreja St. Paul, na Main Street.

Charlie adorava tirar férias com Lois, só os dois, sem crianças. "Ela era uma boa jogadora de golfe e tremenda na pescaria", lembrou-se. No fim das contas, acabou passando um bom tempo ao redor de Aspen, voltando repetidas vezes a uma cabana no rio Fryingpan, perto da estação de esqui incipiente que um ano antes ele havia ridicularizado. A água corrente, com suas piscinas e redemoinhos, era um paraíso para um caçador de truta. "Eu me sentava numa colina acima dela e dizia: 'Lois, pegue um peixe para mim!', e ela pescava."

"Charlie foi um grande sujeito."

Aqui é Jack Moore, o genro mais velho de Charlie, falando. Nós nos encontramos para um almoço uns dois anos depois da partida do velho. "Ele nunca se deixava abalar por nada, e não me lembro de algum dia tê-lo visto realmente furioso. Amava seu trabalho, mas também amava seu período de lazer. Por um tempo, teve um veleiro que levava para o lago, e quase o afundou uma vez ao se esquecer de colocar o tampão no fundo. Tinha seus cavalos, até que os sujeitos da imobiliária o convenceram a vender sua fazenda."

Jack me contou que se lembrava de Charlie pelo jogo de golfe – ele era letal ao redor dos *greens* –, pelos velhos calções de banho surrados que usava bem depois de terem se tornado indecentes, por sua lealdada à mãe e às irmãs e pelo cachimbo que fumava quando não estava filando cigarros nos corredores do hospital. "Todo mundo fumava nos hospitais: enfermeiras, médicos e pacientes", Moore lembrou-se. "Se não estivesse entubado, você fumava."

Jovem perspicaz de West Virgínia, com interesse em cuidar de animais, Moore frequentou a Universidade do

Estado de Kansas planejando se tornar veterinário. Mudou de ideia quando um experiente profissional da área lhe disse: "Os veterinários trabalham demais. Deveria ser médico". Então Moore seguiu na Medicina, enquanto também seguia a atraente filha mais velha de Lois Grimshaw White. Charlie colocou Jack debaixo da asa.

Já era a década de 1960. Charlie sabia, do seu tempo de especialização, que Jack aprenderia as últimas teorias e avanços na Faculdade de Medicina. Queria ter certeza de que aprendesse também o básico, a versátil praticidade de um clínico geral da velha escola. Queria que seu futuro genro entendesse que um médico não se limita a realizar procedimentos. Um médico cuida de pessoas.

"Ele recebia chamados em casa. Eu estava fazendo hora em sua casa, e ele perguntava 'Quer vir comigo?'. Claro que eu queria", Jack lembrou-se. Qualquer estudante agarraria a chance de atender chamados de emergência com o presidente de uma equipe hospitalar.

"Mas aí, quando a gente chegava lá... Eu me lembro de um acidente de moto. O rosto do paciente estava esfolado. Aguentei porque pensei que estivesse inconsciente. Mas Charlie falou com ele, e o sujeito respondeu. Só que as palavras saíam como bolhas dos seus lábios. Enfiei a cabeça entre as pernas."

Jack estava destinado a ser um cirurgião talentoso, acrescentando muitos anos à vida de homens com câncer de próstata. Mas Charlie ligou Jack à era da Medicina não especializada; ele era um elo com uma época em que os médicos encontravam seus pacientes com todo tipo de problemas e improvisavam maneiras para diminuir o sofrimento.

"Aqueles sujeitos eram inovadores. Solucionavam problemas", Moore disse de Charlie e sua geração de mentores. Ele me deu este exemplo: "Houve um chamado de emergência. Charlie me levou ao hospital para ver um suicida que havia fracassado em sua tentativa. O paciente havia tentado se enforcar, e, se já viu uma vítima de enforcamento, sabe que um sintoma posterior pode ser uma língua grotescamente inchada. Bom, aquele pobre camarada estava sufocando com aquela língua – aspirando –, e a equipe médica tinha que puxá-la para fora. Isso aconteceu vezes seguidas, até Charlie entrar, avaliar a situação e dizer à enfermeira: 'Traga-me uma seda número dois'".

A enfermeira levou o kit de sutura. Trabalhando rápido, Charlie deu alguns pontos na língua inchada, depois esticou o fio até os pés da cama, onde o amarrou com um nó. Problema resolvido. Aquela língua não voltaria a se enfiar dentro da garganta.

Pensei no comedouro de cavalo e nas cirurgias precursoras de peito aberto. Frente a um problema, Charlie não esperava uma solução perfeita, dava o próximo passo que conseguisse vislumbrar. Amarrar a língua de um paciente no pé da cama nunca foi entendido como uma técnica de emergência médica, mas naquele dia, e para aquele paciente, funcionou.

Anos depois, quando Charlie já havia morrido e a grande carreira de Jack Moore já era um fato, o genro me disse: "Não conheço ninguém que amasse tanto a Medicina quanto Charlie. Ele ia a reuniões bem depois de ter 100 anos. Um grupo de médicos se encontrava para o café da manhã, uma vez por mês, às sete horas. Charlie nunca faltou".

Uma tradição médica respeitável é conhecida como "rondas importantes". Estudantes e médicos professores se juntam para visitar os casos mais interessantes em um hospital, para discutir mistérios e compartilhar descobertas. "Ele compareceu às rondas importantes até não poder mais", Moore disse, simplesmente.

Contudo, amar a Medicina não era o mesmo que amar as idas ao médico. Charlie quase não procurava colegas para tratar sua família. Desde suas primeiras experiências, tinha acabado por acreditar que a maioria das doenças se curaria naturalmente. Quando isso não acontecia, ele mesmo preferia tratá-las, esquecendo-se dos especialistas. Preocupado com um neuroma de Morton em seu pé, por exemplo, Charlie instalou-se em seu consultório, injetou uma droga de bloqueio do nervo na canela e pegou um bisturi. O neuroma, uma condição dolorosa na sola do pé, é causado pelo espessamento do tecido ao redor de um nervo. Charlie abriu o pé, olhou dentro e cortou fora o tecido agressor. No entanto, enquanto costurava seu machucado, um chamado de emergência o convocou para uma sala cirúrgica. Isso era um problema. Com o pé anestesiado e suturado, não havia como correr até a emergência. Também não podia deixar um paciente sem atendimento. Charlie pediu uma cadeira de rodas e logo enrolou o pé em gaze. Avariado e heroico, rodou até a emergência.

Charlie criou os filhos com a mesma leveza recebida de sua mãe, tão leve que quase parecia negligência. Seus filhos lembram-se de mantras de sabedoria essencial. Faça o seu melhor. Faça o que for certo. *Keep your daubers up.*

Essa última foi novidade para mim, na primeira vez em que a ouvi na família de Charlie. Eles ficaram surpresos por eu nunca ter ouvido a expressão "*keep your daubers up*", ou "mantenha seus *daubers* para cima". Charlie insistiu nisso no mínimo cem, mil ou um milhão de vezes, tantas que as crianças White achavam que fosse uma expressão normal. Quando pressionei, ninguém estava cem por cento seguro do que exatamente seria "*daubers*", só que manter aquilo para cima implicava em determinação, equanimidade e um tipo sólido de otimismo prático.

Andei procurando o significado e descobri que a internet está cheia de pessoas tão perplexas com a expressão quanto eu. As explicações foram generalizadas, e caíram em duas amplas categorias. Uma tinha a ver com pintura. Parece que a palavra "*daub*" tem relação com a palavra latina para "branco" e que, originalmente, "*daub*" significava "caiar" ou "cobrir com gesso". Então, um "*dauber*" seria uma espécie de brocha usada para caiar, e se uma pessoa fosse descuidada ou estivesse desmotivada e deixasse a brocha cair, os pingos do pigmento poderiam causar uma bagunça.

A outra escola de explicadores da internet mantém que a expressão deriva de insetos trabalhadores conhecidos como "vespas da lama" ou (mais relevante) "*mud daubers*". Enquanto constroem seus ninhos de camadas de lama parecidas com gesso, essas diligentes pestinhas mantêm os focinhos no trabalho, o rabo para cima, naquela postura obstinada que sempre representou o trabalho humilde e honesto.

Para jovens que se tornaram adultos nas décadas de 1960 e 1970, talvez "*keep your daubers up*" fosse um pouco enfadonho, mas é uma boa essência dos segredos de vida de Charlie. Trata-se de um conselho estoico: o modo como escolhemos manter nosso estado de espírito está muito dentro do nosso poder. E a orientação é libertadora, criativa, da mesma forma que Charlie era livre e vibrante. Uma pessoa dá sentido à expressão vivendo-a. Com nossos *daubers* para cima – seja lá o que isso signifique exatamente –, estamos preparados para as oportunidades. Estamos equilibrados para aprender e crescer com a mudança. Estamos alertas e vivos, determinados e imbatíveis.

Existe prontidão na frase. Fique esperto, não esmoreça, vá em frente, aguente firme. Seja honesto consigo mesmo e com seus *daubers*. Ralph Waldo Emerson, um filósofo que passou por uma tristeza e perda infinitas – perdeu o pai quando menino, perdeu o irmão quando rapaz, perdeu a esposa quando jovem, perdeu um filho quando foi pai –, manteve seus *daubers* para cima ao ver que o que interessa é o "aqui e agora", por ser a única coisa que podemos tocar. O passado escapou para além de nossa influência, e o futuro está fora do nosso conhecimento. Para sermos felizes e produtivos, temos que interagir com o "aqui e agora".

Por outro lado, a origem da infelicidade e da frustração, segundo Emerson, é a seguinte: "O homem ou adia ou recorda: não vive no presente, mas, com olhos revertidos, lamenta o passado ou desconsidera as riquezas que o rodeiam, fica na ponta dos pés para prever o futuro". Ele conclui que "não podemos ser felizes e fortes" até vivermos "no presente, acima do tempo".

Com seus *daubers* para cima.

Os psicólogos falam em "memórias *flash*". São momentos e imagens que se destacam como que iluminados por holofotes na penumbra obscura de nossas memórias agitadas e emaranhadas.

Jack Moore compartilhou algumas de suas memórias *flash* de Charlie, perto do final de sua carreira de tempo integral – embora nada perto do final da sua vida. Uma delas era de uma festa no quintal de Jerry Miller. Ele era um ginecologista-obstetra com uma grande personalidade e muitos amigos. Charlie compareceu com uma saia de palha que havia trazido de uma viagem ao Havaí. Enquanto dançava a hula-hula sobre um trampolim, caiu na água e quase foi levado ao fundo pelo peso da saia molhada.

Outro *flash*: Charlie tinha um cachorro bassê que amava demais. A extensão de seu amor, no entanto, não tinha sido posta à prova até o cachorro ser esmagado por um galho de árvore que caiu durante um vendaval terrível em Kansas. Com as costas quebradas, o bassê ficou com as patas traseiras paralisadas, mas Charlie não conseguiu se convencer a sacrificar o animal. Assim, Moore lembrava-se de um cachorro rebaixado, amarrado a um skate, arrastando-se feliz pela casa de Charlie, seguido pelo cheiro de seus intestinos descontrolados.

Moore lembrava-se de Charlie no centro de festividades itinerantes, subindo e descendo a rua, cantando a plenos pulmões.

Lembrava-se de Charlie dirigindo seu último carro sofisticado, entrando nos melhores lugares do estacionamento em frente aos jogos de futebol da Universidade do Missouri, confiando em sua placa que trazia a sigla MD [médico] para justificar sua presença.

Lembrava-se de um cartão de aniversário que Charlie lhe enviou logo após o aparecimento de grande sucesso do Viagra. Na capa do cartão havia uma foto da pequena pílula azul ao lado da imagem de um galo. A mensagem dentro: "Levante e brilhe!".

Nesse período leve e feliz da longa vida de Charlie, veio outra época de dor. Lois recebeu o diagnóstico de câncer e, na lembrança de Moore e de outros, ela aceitou o destino como inevitável – talvez antes de realmente ser. "Psicologicamente, aquilo acabou com ela", disse Moore, cuja própria especialidade médica o punha em contato diário com a doença. "Ela se deixou ficar cada vez mais fraca. Charlie não conseguia entender por que ela não lutava com mais empenho. Sentiu que ela desistia."

Eu me lembro da visão bem cética que Charlie tinha da Medicina, o que parecia estranho vindo de um médico. Quando as pessoas que lhe eram próximas adoeciam, ele tratava delas com repouso e muita água. Charlie estimulava a fé na capacidade de se recuperar.

Parecia que Lois tinha perdido a fé.

Outra das memórias *flash* de Moore: Lois estava na cama, no andar de cima, com um sino ao lado, para tocar em caso de necessidade.

O sino tocou.

Embora com quase 90 anos, Charlie deu um pulo e precipitou-se escada acima, depois desceu se arrastando. "Ela não precisava de nada", ele contou.

Desconfio que Lois precisava, sim, de alguma coisa. Talvez precisasse saber que alguém se importava o suficiente para subir correndo. Talvez precisasse sentir que não morreria só. Deve ter precisado de uma sensação de providência, de poder – aquela mulher que, antes de ficar doente, dominava cada cômodo em que entrava, com sua mistura de beleza e segurança. Talvez o vale da morte seja o lugar mais difícil para a autoconfiança de um estoico sobreviver. Ali, ficamos frente a frente com o limite definitivo de nosso poder, o fato humilhante que nenhuma criatura conseguiu mudar.

Não posso condenar Lois por abraçar seu destino em vez de lutar contra ele. O destino se cumpriria, apesar de tudo. Não desdenho dos testes que ela armava para Charlie dar um pulo e correr escada acima quando se sentia solitária ou com medo. Nem – até onde sei – Charlie. Ele sobreviveu a Lois por quase vinte anos. A exasperação sumiu. Os limites da dor se desgastaram e se atenuaram.

Ele nunca me contou sobre o tilintar de um sino. Sobre Lois, ele só me contou as lembranças que valorizava, histórias sobre sua graça e força.

DEZ

Nossa história começou naquela escaldante manhã de domingo, quando olhei do outro lado da rua e vi Charlie com uma mangueira e esponja. Fazia uns doze anos que Lois havia morrido. Uma vida bem longa é como uma mansão grande demais. Há muitos cômodos e todos eles são grandes. Charlie teve não uma, mas duas carreiras como médico: anos como clínico geral, seguidos por décadas como anestesista. Sua aposentadoria foi tão longa quanto a maioria das carreiras. Ele teve não um, mas dois casamentos longos, além de anos como solteiro. A estação de trem que viu brotar da terra quando menino teve um longo apogeu e caiu em degradação, definhou como um velho elefante branco, até a cidade quase desistir dela. Depois, foi restaurada em homenagem à história de Kansas City – tudo nos confins da mansão da vida de Charlie.

Ele não perdeu o ritmo aos 90 anos. Além do costumeiro encontro de médicos, para se manter atualizado sobre os mais recentes avanços da Medicina, e de sua presença no hospital para as rondas importantes, Charlie também comparecia às reuniões de seu Clube de Investimentos, um grupo de homens mais novos (agora, o mundo todo era mais novo) que pesquisava ações e navegava no mercado em alta, antes de estourar a bolha "ponto com" – depois continuou em frente.

Charlie viajou duas vezes para o Haiti com seu amigo, o pediatra Herb Davis, para fazer *check-ups* e aplicar vacinas em crianças pobres. Então, seu trabalho tinha completado o círculo, da mesa de jantar da infância, quando escutava com admiração as histórias dos médicos missionários e decidiu ser médico, às próprias missões. Exatamente como fora durante a Depressão, Charlie voltara a ser um clínico geral no Haiti, diagnosticando todo tipo de moléstia e oferecendo soluções práticas a pacientes em dificuldades desesperadoras. Com frequência, dizia que ser médico não era um trabalho, nem mesmo uma profissão: era um privilégio, porque nenhum outro emprego levava a pessoa a situações tão íntimas de confiança com os outros. Em sua segunda viagem ao Haiti, ele tinha 99 anos.

No Haiti, ou em casa, ou em todo lugar que ia, perguntavam-lhe qual o segredo da sua longevidade. Sua resposta era desanimadora. Era apenas sorte, dizia. Seu genoma, sobre o qual Charlie não tinha influência, não o havia traído com um coração fraco ou uma doença debilitante. Ao contrário de seu pai, ele nunca viu seu número surgir na loteria cósmica de acidentes grotescos. Algumas pessoas têm câncer pulmonar, sem nunca terem fumado. Charlie fumou durante décadas, sem qualquer dano significativo.

Sorte.

Sua enteada Linda começou a se sentir mal depois de umas férias, aos 66 anos. Uma ressonância revelou tumores pelo corpo, e ela partiu em poucos meses. Algumas semanas após a morte dela, Charlie fez 102 anos.

Sorte.

Charlie aceitou sua sorte e viveu o momento. Em seu 95º aniversário, divertiu um grupo de amigos, tirando o paletó e juntando-se à banda com seu saxofone. Em uma época em que a maioria de seus contemporâneos estava morta, Charlie deu início a um ótimo e novo romance. Tornou-se namorado de uma das viúvas mais glamorosas de Kansas City, uma animada texana cerca de vinte anos mais nova, chamada Mary Ann Walton Cooper. "Uma maravilha estonteante", foi como Jack Moore a descreveu, e tive que concordar quando a vi pela primeira vez, não muito tempo depois de ver Charlie lavando seu carro.

Era tão vibrante quanto linda. Estive com ela por meros quatro minutos, quando me regalou com uma história do tempo em que seu finado marido, um cirurgião, confiou em Charlie para lidar com sua anestesia. A própria Mary Ann precisava de uma cirurgia, e seu marido montou uma equipe para realizá-la. Depois de ser sedada por Charlie, os médicos desnudaram seu torso para a operação. Sobre o seio, ela havia escrito com batom: "Não abra até o Natal".

Mary Ann ficou de olho em Charlie, não muito tempo depois de ficar viúva, por uma simples razão, ela me contou. Cada um fazia o outro rir, e ela soube que se divertiriam muito juntos. Seu namorado anterior, 91 anos na época, foi espirituoso quando ela lhe deu a notícia de que iria namorar Charlie, de 92 anos: "Acabei de ser vencido por um homem mais velho", ele brincou.

E eles se divertiram. Durante anos, eram presença cativa nos finais de semana no restaurante do Blue Hills Country Club. Mary Ann ia dirigindo de sua casa para um coquetel antes do jantar no refúgio de Charlie. Às vezes, quando o carro dela aparecia, eu não conseguia deixar de bater à porta para cumprimentar. Em conjunto, eles enchiam cada visita com o choque da força vital que os filósofos chineses chamam de *ch'i*. Tem a ver com vigor e moral, e flui de uma relação correta com a ordem das coisas.

Charlie e Mary Ann canalizavam o *ch'i*. Entendiam que a tristeza não precisa ser procurada: ela nos encontra sempre que quer. Já os havia encontrado antes. Iria encontrá-los de novo. Mas enquanto a dor estivesse caçando em outro lugar, ambos decidiram aproveitar as dádivas de cada dia. A risada era uma dessas dádivas. Um exemplo: Mary Ann riu com mais vontade quando Charlie ralhou com o pároco de sua igreja por ter anunciado seu centésimo aniversário durante o culto dominical. "As senhoras vão pensar que estou velho demais para namorar", ele reclamou.

Mary Ann e Charlie olhavam desapontados para nossa família, do outro lado da rua. Ah, eles gostavam muito da gente, mas estavam convencidos de que minha mulher e eu deveríamos nos animar. Numa noite de sexta-feira, quando dei uma passada por lá antes de saírem para jantar, mencionei o final de semana agitado que minha família iria ter, cheio de jogos de futebol, festas de aniversário e outras atividades centradas nas crianças.

"Ah, não, querido!", Mary Ann ralhou comigo, enrugando ligeiramente os lábios perfeitamente realçados. (Ela era um gênio do batom.) "Vá dizer a sua esposa para se arrumar porque os dois vão sair. Sem filhos! Eles ficarão *bem* sem vocês."

Charlie concordou com a cabeça, enquanto ela continuou: "O casamento *sempre* vem em primeiro lugar. Seus filhos vão crescer e ir embora. Eles vivem a vida deles, e vocês precisam viver as suas. Ora, quando meus meninos eram pequenos, eu nunca deixava dar cinco da tarde sem renovar minha maquiagem e deixar o drinque de meu marido pronto".

Minha esposa revirou os olhos quando voltei para casa e transmiti esse conselho. Ela deve ter dito algo do tipo: "Prepare você mesmo seu maldito drinque". Mas eu é que não iria discutir a vida com Mary Ann Cooper – ela era uma explosão de vitalidade – ou falar sobre parentalidade. Soube que era mãe do ator Chris Cooper, que, quando menino, fazia o que queria enquanto a mãe retocava sua maquiagem e cuidava do bar da família. Não muito antes de eu conhecê-la, ela foi a convidada de honra, de braço dado com Charlie, em uma festa para assistir seu filho recebendo o Oscar pela televisão.

Esse belo romance de Charlie White e Mary Ann Cooper durou o tempo de vida de Charlie. Quando Mary terminava seus 80 anos e Charlie chegava a seus últimos anos, a incandescência dela começou a diminuir. Sua memória a deixou, mas Charlie, não. Ele se sentava ao lado dela, segurando sua mão, às vezes numa comunhão silenciosa, outras vezes falando ou cantando baixinho para ela.

Naqueles últimos anos, eu perceberia que haviam se passado um ou dois meses, ou até mesmo uma estação, sem que eu visitasse Charlie. Toda manhã, eu pegava o jornal na frente de sua garagem e o apoiava em sua porta, para que soubesse que eu estava pensando nele. Mas desperdicei tempo que deveria ter passado com ele. Só um idiota, ou um pai de adolescentes, deixaria de passar um tempo com um amigo que tivesse 103...104...105 anos. Mas aí eu fazia uma visita e tudo era perdoado, porque Charlie estava navegando intrepidamente.

Ele tinha 106 anos quando tive a ideia de escrever um ensaio sobre a breve carreira do jovem Walt Disney como desenhista de animação em Kansas City. Eu tinha lido algumas coisas e concluí que quase todas as animações norte-americanas até cerca de 1975, todos os desenhos animados com os quais cresci, poderiam ser rastreados por uma árvore genealógica de artistas até um punhado de rapazes que Disney recrutou em seu fracassado estúdio de Kansas City, cinquenta anos antes. Aquilo era uma reação em cadeia de criatividade, como Florença durante a Renascença ou o Vale do Silício no final do século XX.

Charlie não conhecera Walt Disney, mas dividiram calçadas. Toquei a campainha do meu vizinho e pedi que me contasse sobre Kansas City em 1921. Nós nos sentamos na cozinha e, sem hesitação, ele abriu a máquina do tempo de sua memória e me levou para dentro.

Um século depois de Charlie ter descido do trem nos currais de Kansas City, sua memória era extraordinária. Ele se lembrava dos nomes de todos os cinemas da cidade, e não apenas dos nomes, mas dos endereços. Pensei que soubesse onde ficava o Newman Theater, o amplo auditório onde os curtas de Disney foram projetados e o rádio conheceu Carleton Coon e Joe Sanders. Mas a esquina estava errada, Charlie me corrigiu. Ele caminhou comigo ao longo das vias floridas e sob as luzes fascinantes do antigo Electric Park. Apagou a decadência do bairro onde Disney tinha seu pequeno estúdio, sobre uma lanchonete, e mantinha um camundongo de estimação na gaveta de sua escrivaninha. O camundongo que inspiraria uma das criações artísticas mais famosas da história.

Entremeados com esses detalhes havia saltos, digressões e apartes que brincavam pelas décadas: um comentário sobre um recente acontecimento no noticiário, coberto por mim; perguntas sobre minha família; conversa mole sobre a conservação do gramado. De certo modo, sua mente era aguçada e maleável, no passado e no presente. Ele permaneceu tão interessado no amanhã como no ontem.

A vitalidade da mente de Charlie plantou um sonho na minha – na verdade, uma fantasia. Relembrando nossa primeira conversa, quando Charlie, apoiado em seu taco, lamentava sua incapacidade de jogar golfe, comecei a pensar que daria uma baita de uma história levar o velho para uma última partida. Quantos golfistas de 106 anos poderia haver no mundo?

Mencionei minha ideia a Charlie, que sorriu, mas sacudiu a cabeça. Ele sabia, ainda que eu não soubesse, que o tempo o estava alcançando.

Em um dia gélido, escorregou em uma camada de gelo em frente à sua porta de entrada, e seu tornozelo quebrou-se com um estalo. Acho que aquele era o inverno de sua 106ª volta ao redor do sol. Quando soube da notícia, dada por seu genro Doug, pensei "Talvez este seja o começo do fim". Mas então passei na casa de repouso onde Charlie estava se recuperando e o encontrei muito animado, recebendo um fluxo constante de visitas. Herb Davis, o organizador das viagens ao Haiti, passou justo quando uma funcionária entrava no quarto com um carrinho contendo uma caixa de vinho e alguns copos. "*Happy hour!*", ela anunciou, e fizemos um brinde à saúde de Charlie. Deve ter funcionado, porque logo ele estava de volta em casa, comparecendo a seu círculo semanal de clubes e reuniões.

Passaram-se meses até que Doug relatasse a nova emergência de saúde. Charlie estava tendo alucinações. Não apenas *flashes* de luz ou padrões diante dos olhos, mas criaturas estranhas e coloridas que pareciam se sentir à vontade em sua sala. Seus médicos estavam confusos quanto ao que pensar em relação a isso. Poderia significar um início de demência, poderia ser um sinal de tumor no cérebro. Qualquer que fosse o caso, não parecia bom.

Acontece que, alguns anos antes, um amigo meu havia escrito um ensaio sobre as alucinações de seu pai idoso. A partir daí, eu soube de uma síndrome que não era mais ameaçadora do que uma simples queda de visão. O cérebro funciona bem – na verdade, está funcionando em excesso para preencher o quadro da visão mesmo quando os olhos já não fornecem dados suficientes. O cérebro inventa coisas.

Esse parecia ser um diagnóstico possível. Meu amigo havia escrito que o aspecto mais perigoso dessa aflição era que os pacientes poderiam ficar amedrontados com suas visões, ou ter receio de estar enlouquecendo. Então, atravessei a rua para avaliar o humor de Charlie.

"É a coisa mais estranha", ele me contou, quando nos instalamos em sua sala. "Vejo essas pessoas, esses animais e essas coisas com a mesma clareza com que estou vendo você agora. Mais claro ainda. Ali!", ele disse, apontando para a cômoda em que exibia suas antigas pistolas de duelo. Lembrança de suas aventuras no Peru, as velhas armas tinham sobrevivido bastante ao macaquinho chamado Bill Duncan. "Está vendo aquilo?"

Antes que eu pudesse responder, Charlie respondeu por mim. "Não, claro que não. Você não vê porque a coisa não está lá."

Compartilhei o pouco que sabia sobre a síndrome Charles Bonnet. Seu nome vinha de um cientista do século XVIII que descreveu a patologia quando ela vitimou seu avô idoso, que, assim como Charlie, era extremamente inteligente, mas quase cego. O distúrbio desperta diferentes visões em diferentes pessoas, mas, em geral, são visões benignas. Para alguns, as visões parecem desenhos animados. Li sobre um homem que via vacas pastando no carpete de sua sala de visitas. O pai de meu amigo escritor mencionou, certa vez, que a estrada estava ladeada de placas em hebraico.

"O que elas dizem?", meu amigo perguntou.

"Você sabe que não leio hebraico", o pai respondeu.

Charlie acenou gentilmente com a cabeça, quando relatei isso. Ele havia se preocupado com as alucinações quando elas começaram, mas agora não pareciam tão ruins, ele disse. Coisas muito piores poderiam acontecer a uma pessoa. Ele sabia, porque algumas aconteceram com ele.

Assim, ele ignorou o tornozelo quebrado e não se deixou perturbar pelas alucinações. No entanto, tive certeza de que o fim estava próximo quando, aos 107 anos, Charlie foi hospitalizado com pneumonia.

Um dos primeiros gigantes da medicina moderna, William Osler, comentou em seu livro de 1892, *The Principles and Practice of Medicine* [Os princípios e a prática da Medicina], sobre a alta taxa de mortalidade nos casos de pneumonia geriátrica. Osler escreveu: "Ela tem sido chamada de 'o fim natural do homem velho'". Na verdade, a doença é tão eficiente em levar vidas a finais relativamente piedosos que tem um apelido: a amiga do velho.

Se alguém era velho, esse alguém era Charlie. Eu não queria perder meu amigo, mas estava satisfeito por uma carona confortável ter parado ao seu lado para levá-lo para casa. Nesse clima melancólico, perguntei o número do quarto dele no hospital e fui me despedir.

Ele estava em um grande quarto particular, num andar alto de um hospital perto do Plaza. "Cortesia profissional", pensei comigo. Era meio-dia; as persianas estavam abaixadas, lançando um clima crepuscular no ambiente. O corpo magro de Charlie dormia sob um lençol branco. Os únicos sons eram seu ronco leve, quase como o de um bebê, e o bipe do monitor cardíaco, com cada salto irregular exibido no visor de luz verde. Fiquei paralisado à porta, depois saí de mansinho para o corredor.

Alguns minutos depois, uma enfermeira me encontrou ali parado.

"Posso ajudar?"

"Vim visitar o Dr. White, mas ele está dormindo", respondi.

"Ah", ela disse. "Pode entrar. Estamos prestes a acordá-lo mesmo."

Então, fui para perto da cabeceira de Charlie e fiquei ali por um momento, ainda inseguro. Sua respiração regular deu lugar a um bufo; ele teve um sobressalto, seus olhos se abriram e ele perguntou: "Quem está aí?".

Eu me anunciei e pedi desculpas por acordá-lo, mas os olhos de Charlie fixaram-se em mim e logo ele disparou a conversar. Eu tinha ido na ponta dos pés até sua cama, como se entrasse na tumba de um faraó. Em vez disso, encontrei um amigo que retomou facilmente os assuntos pendentes.

Charlie me garantiu que estava se sentindo muito bem depois de algumas bolsas de fluidos e antibióticos intravenosos. Conversamos por um tempo, e foi o mesmo de sempre. Charlie me contou sobre o tratamento de pneumonia, insistindo em me lembrar que Osler havia escrito no tempo anterior à penicilina. Ele me contou sobre como o hospital em que estava tinha se transformado, lembrando-se de quando cada prédio, ala e anexo tinham sido construídos. Perguntou sobre minha família e me aconselhou a acreditar que tudo daria certo com meus filhos. Estava vital como sempre, e logo concluí que, mais uma vez, Charlie havia escapado do Ceifador.

Isso foi confirmado quando um cardiologista de jaleco branco entrou no quarto. Era meu amigo e vizinho Matt, um antigo nadador universitário de Yale. Charlie estava em boas mãos. Matt conferiu alguns resultados de exames em sua prancheta e se declarou satisfeito com a recuperação do paciente. Disse que Charlie receberia alta em um dia.

"Pode ser que você queira anotar isto, Matt", sugeri. "Provavelmente, em sua carreira, você não dará alta para muitos pacientes de 107 anos que tenham tido pneumonia."

E, ainda assim, ele tinha uma carta na manga.

Aos 108 anos, Charlie, por fim, perdeu sua independência. Mesmo com a ajuda de Madelyn e Doug, não podia mais viver em casa. Mudou-se para uma elegante casa de repouso, onde podia dividir o saguão com Mary Ann, segurando a mão dela.

Um dia, Doug contou-me que Charlie estava declinando rapidamente. Pela primeira vez, o homem eterno estava dizendo aos entes queridos que a morte estava próxima, garantindo a eles que estava pronto. Seu amplo círculo de amigos e admiradores prepararam-se para que o destino o pegasse pelo colarinho. Mas a primavera floriu outra vez no vale do Rio Missouri, e as árvores abriram seus guarda-chuvas verdes para o verão. Charlie mudou de opinião. Seu aniversário estava próximo, e tendo chegado até tão longe, decidiu que poderia muito bem ir até os 109.

Pensei comigo o quanto era avesso a Charlie imaginar que tinha controle sobre algo tão poderoso e caprichoso quanto a morte. Um dos ensinamentos fundamentais do estoicismo é que a morte mantém a própria agenda: ela pode vir a qualquer hora, e a única certeza é que acabará chegando até você. Sendo assim, "não adiemos nada", segundo o amável filósofo e dramaturgo romano, Sêneca. "Vamos avaliar os livros da vida diariamente." Essa tinha sido a perspectiva de Charlie a vida toda, mas, agora, ele estabeleceu seu percurso para 109 anos e adiou sua contabilidade final.

Maio passou, junho chegou e de repente era julho. Um dia longo e quente seguiu-se a outro, até chegar a hora em que meu telefone tocou e Doug me disse que Charlie havia partido. Com toda a sinceridade, eu havia perdido a conta dos dias. Chequei um calendário e sacudi a cabeça, que flutuava em uma enxurrada de espanto e prazer. Sentimentos que sempre associei a Charlie. Era 17 de agosto de 2014.

Tranquilamente, na madrugada após seu aniversário, ele se deixou levar.

Centenas de pessoas reuniram-se para o funeral de Charlie. Nossos quatro filhos passaram os vinte minutos de ida até a igreja episcopal St. Paul absortos em um vasto universo digital, cada um em uma tela. Estacionamos na entrada, e a porta da van da família abriu-se como por mágica. Trocamos o ar-condicionado do nosso veículo pelo ar-condicionado da igreja. Lá no alto, tão longe que era invisível, tubos de alumínio levavam milhares de passageiros pelos continentes, voando a centenas de milhas por hora. O que começou, mais de um século atrás, entre os cavalos, carroças e trens lentos de Galesburg, Illinois, acabou em um mundo transformado.

O santuário era feito de colunas de pedra e janelas de vidro resplandecente, construído pelas pessoas de uma jovem cidade, para que sentissem que estariam lá eternamente. Velha como parecia a igreja, era mais nova do que Charlie. Com mais risadas do que lágrimas e mais música do que lamentos, nós nos despedimos.

"Nunca pensei muito nisso", Charlie disse uma vez para um entrevistador que perguntou qual era sua filosofia de vida. Muitos escritores curiosos e contadores de histórias visitaram Charlie em sua década final. Ele compartilhou suas histórias com repórteres de jornais, televisão e revistas. Todos ficaram tão encantados quanto eu.

Um entrevistador em especial colocou uma pergunta que parecia óbvia. Charlie tinha tido um século para pensar nela. Questionar o significado da vida deve ter começado no dia em que seu pai foi arrebatado por um destino brutal. No entanto, a pergunta pareceu pegá-lo desprevenido.

"Simplesmente segui dando duro", ele respondeu, enfim. De fato, Charlie adotara a filosofia da mãe, que era "muito simples" e funcionou bem para ele: "Faça o que for certo". Era uma filosofia muito prática, ele continuou. "Se você fizer o que for certo, isso cobre um grande número de situações."

Animando-se com o assunto, Charlie prosseguiu: "Eu sempre digo: isto vai passar". Seja qual for o desafio, "você precisa lidar com ele e se manter firme, não esmorecer. Aguente firme. Não existe futuro no negativismo".

E por fim: "Ninguém fará isso por você. Você precisa caminhar com os próprios pés. Então, *keep your daubers up*, não importa o que aconteça".

Seria possível que aquela vida, nesta tempestade de mudanças, em meio a depressão econômica e prosperidade, em tempos de guerra e de paz, juventude e velhice, alegria e tristeza, resumiu-se a tal simplicidade?

Depois que Charlie se foi, sua família encontrou uma folha solta de um bloco de anotações, com um cabeçalho que dizia "Claridge Court". Era a comunidade onde ele passou seus últimos dias.

A pergunta do entrevistador ficou com ele. Ao sentir que sua vida terminava, Charlie pegou o bloco e destilou sua filosofia de vida. Encheu a folha de papel, frente e verso, com a fluidez de uma caneta esferográfica. Charlie era um homem de ação. Escreveu em comandos definitivos.

Pense livremente.

Foi ali que ele começou, com ousadia.

Exercite a paciência.
Sorria com frequência.
Saboreie momentos especiais.

A lista de Charlie fluiu pela página. A caligrafia era regular e organizada, sem palavras riscadas e sem hesitação aparente. Nenhuma afirmação tinha mais de algumas palavras, como se o sistema operacional de uma vida feliz e produtiva pudesse ser escrito em trinta ou quarenta linhas cristalinas de código. Faça e conserve amigos. Expresse seus sentimentos aos entes queridos. Perdoe e busque perdão.

Sinta profundamente.
Observe milagres.
Faça com que aconteçam.

Ele escreveu sobre confiar o bastante em si mesmo para correr riscos. Sobre se abrir para oportunidades e estar preparado para agarrá-las. Sobre encontrar beleza no mundo: na chuva cadenciada, no arco-íris efêmero e no esplendor do alvorecer.

Seja condescendente, às vezes.
Chore quando for preciso.
Cometa alguns erros.
Aprenda com eles.

Conforme eu analisava a lista de Charlie, seus passos ativos para uma vida plena, pareceu-me que cada um, por si mesmo, era como um cartão de cumprimento, ou um meme do Facebook. As lições de mais de um século de vida deixadas por Charlie eram coisas que já sabemos, porque já as escutamos milhares de vezes.

Mas depois de alguns anos para pensar a respeito, anos em que, como o poeta T. S. Eliot, "vi o eterno criado segurar meu casaco e rir abafado", cheguei à teoria de que uma vida bem vivida consiste em duas partes. Na primeira, somos complicadores, pegamos o mundo simples da infância e descobrimos suas complicações. Nada é bem o que parece. As coisas não são como nos disseram. Dizemos: "sim, mas…", e "por outro lado…", e "talvez não seja tão fácil".

Então, se vivermos tempo suficiente, podemos nos abrandar na segunda fase e nos tornar simplificadores. Por todos os livros, em todas as prateleiras, de todas as bibliotecas do mundo, no fim, a vida deve ser vivida como uma série de momentos discretos e decisões individuais. O que enfrentamos pode ser complicado, mas o que fazemos a respeito é simples. "Faça o que for certo", Laura White disse ao filho. "Faça aos outros o que gostaria que lhe fizessem", um mestre disse a seus discípulos.

Charlie viveu tanto tempo que o véu da complexidade caiu completamente, e ele viu que a vida não é tão difícil como tendemos a torná-la. Ou melhor: por mais que a vida possa ser difícil, a maneira como devemos viver torna-se um destilado de poucas palavras. O essencial é familiar não por ser banal, mas por ser verdadeiro.

Eu o visualizo até agora, os olhos enfraquecidos mas a mente brilhante como um diamante, enchendo sua folha de papel com suas simples verdades.

Trabalhe duro.

Espalhe alegria.
Arrisque-se.
Aproveite o assombro.

E tenho minha resposta, meu livro para meus filhos. Como uma pessoa prospera em meio a um redemoinho de mudanças? Com os pés plantados no chão bem firme.

AGRADECIMENTOS

Escolhemos nossa casa no Kansas, em 2007, por dois motivos: ela tinha um quarto para cada um dos nossos quatro filhos e o ônibus escolar parava na frente da nossa garagem. Descobrir Charlie White no outro lado da rua foi pura sorte. E, no entanto, o insuspeitado grande prêmio de nosso novo endereço foi o Melhor Vizinho de Porta do Mundo. Doug Dalgleish – Mr. D para meus filhos e genro para Charlie White – tornou-se um segundo pai para meus meninos, muito mais encantador, ao mesmo tempo que me ligou a um universo em expansão de amigos extraordinários.

O restante da família de Charlie também tem sido generoso e incentivador deste livro, a começar com Madelyn White Dalgleish – a filha mais nova de Charlie – e sua irmã Laurie White. Outro genro de Charlie, Jack Moore, ficou à vontade com suas lembranças do velho (e com conselhos médicos, quando precisei deles). O enteado de Charlie, Bill Grimshaw, e a filha de Bill, Lois Grimshaw, compartilharam suas lembranças e objetos de recordação. Na verdade, todos no círculo familiar e de amigos de Charlie foram pródigos quando pedimos ajuda.

Uma história oral gravada pelos profissionais do Voices in Time foi um recurso valioso. Eles registraram a voz encantadora de Charlie e suas histórias preferidas exatamente como eu me lembrava delas, e suas gravações me ajudaram a resolver alguns pontos confusos depois que Charlie já não estava por perto para me ajudar.

Este pequeno livro fez um longo percurso. Se eu listasse todas as pessoas que me estimularam, compartilharam minha carga, abrilhantaram meus dias e me acolheram com generosidade ao longo do caminho, um volume fino se tornaria grosso. "Observe os milagres", Charlie aconselhou, e segui seu conselho ao refletir sobre o milagre do amor e o interesse com os quais amigos e família me cercaram. (Meu amigo John Herron, um historiador profissional de Kansas City e além, foi bastante gentil em ler meus rascunhos e apontar alguns erros.)

Sou muito grato a Henry, Ella, Addie e Clara, aquelas crianças com as quais li tantos livros muito tempo atrás. Agradeço a vocês por sua paciência. Vocês me deixam feliz, mesmo quando não demonstro. Karen Ball tem sido minha inspiração e a melhor companheira que um escritor poderia ter, responsável por descobrir muitas das melhores coisas neste livro.

Agradeço a Esther Newberg e sua equipe na ICM Partners; a chefes solidários no *Washington Post* e na revista *Time*, entre eles Nancy Gibbs, Michael Duffy, Ruth Marcus e o falecido e grande Fred Hiatt; a Jonathan Karp, Hana Park, Jackie Seow e a gangue da Simon & Schuster.

E por fim, a principal entre a gangue, Priscilla Painton, que colocou esta história em ação, dando-me o trabalho dos sonhos ao me contratar na *Time*. Ela escolheu a história de Charlie depois de se tornar uma pastora de livros. Painton é mais que uma editora talentosa: é um extraordinário ser humano.

Este livro foi composto com tipografia Adobe Garamond Pro e impresso em papel Off-White 80 g/m² na Formato Artes Gráficas.